50부터,
느리게
나이 드는 습관

〈15MANNIN MITA KOUREISHAIRYO NO MEII GA OSHIERU
70SAI SUGITEMO ARUKERU KARADA NI NARU!〉
Copyright © Masahiro Abo, Yasuhide Nakayama 2022

First published in Japan in 2022 by DAIWA SHOBO Co., Ltd.
Korean translation rights arranged with DAIWA SHOBO Co., Ltd.
through BC Agency.
Korean edition copyright © 2025 by INNERBOOK

이 책의 한국어 판 저작권은 BC에이전시를 통해
저작권자와 독점계약을 맺은 이너북에 있습니다.
저작권법에 의해 한국 내에서 보호를 받는 저작물이므로 무단전재와 복제를 금합니다.

50부터, 느리게 나이 드는 습관

노년내과 의사가 알려주는
약 없이 오래 사는
생활 실천법

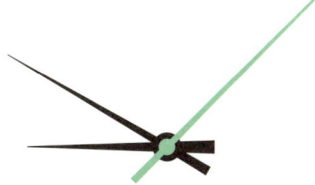

아보 마사히로·나카야마 야스히데 지음
이용택 옮김

머리말

지금은 건강하게 돌아다닐 수 있다지만 5년 후, 10년 후에도······ 그럴 수 있을까요?

　현재 59세인 저는 20대 때 막연하지만 아래와 같은 미래를 머릿속에 그리고 있었습니다.
　열심히 일하고, 결혼하고, 어떻게든 아이를 성인으로 키워내고, 모을 만큼 모으고, 나이가 들면 얼른 은퇴해서, 연금을 받으면서 우아하게 손자의 재롱을 보거나 취미 생활을 즐기며 여생을 보내기······.
　하지만 현실은 어떨까요?
　최근 10년간 총수입은 떨어지고 연금도 적어지고 인구와 출산율도 계속 하락세입니다. 지구온난화로 인한 기후 변화도 심해져서 앞날의 불안은 가중되고 있습니다. 20대 시절에 마음속으로 그리던 그림처럼 되기에는 현실이 녹록지 않다고 생각하는 사람은 저뿐만이 아닐 것입니다.

하지만 그런 와중에도 20년 이상에 걸쳐 꾸준히 성장하고 있는 것이 있습니다. 그게 바로 **평균수명**입니다.

70대가
'최후의 활동기'

2001년 남성 78.07세, 여성 84.93세였던 일본인의 평균수명은 2016년 남성 80.98세, 여성 87.14세로 꾸준히 우상향했습니다(8쪽 표 참조). 이로써 일본은 2007년에 전체 인구에서 65세 이상이 차지하는 비율이 21%를 넘었고, 이후로 쭉 초고령 사회에서 벗어나지 않고 있습니다. 참고로, 전체 인구에서 65세 이상이 차지하는 비율이 7%를 넘으면 '고령화 사회', 14%를 넘으면 '고령 사회', 21%를 넘으면 '초고령 사회'라고 합니다. '초고령 사회'는 요컨대 고령화 사회의 최종 형태인 것입니다.

그런데 평균수명이 늘었다고 해서 단순히 좋아할 수는

없습니다. 왜냐하면 수명과 관련해서는 건강수명이라는 또 다른 지표가 있기 때문입니다. 평균수명 못지않게 **건강수명**에도 신경을 써야 합니다.

평균수명과 건강수명은 무엇이 다를까요?

간단히 말해, 평균수명이란 '**몇 살까지 살 수 있는가?**'를 나타내는 지표입니다. 한편 건강수명은 '**몇 살까지 건강할 수 있는가?**'를 나타내는 지표입니다. 조금 더 자세히 말하자면 '건강상의 제한 없이 일상생활을 할 수 있는 기간'이 건강수명입니다.

그 건강수명은 2016년에 남성 72.14세, 여성 74.79세입니다. **평균수명과의 차이는 남성 8.84세, 여성 12.35세입니다.** 이 기간은 '일상생활에서 누군가의 손에 의해 간병이나 간호를 받는 기간'을 의미합니다.

평균수명은 남녀 모두 80세가 넘지만, **아무에게도 신세를 지지 않고 홀로 건강하게 생활할 수 있는 기간은 남녀 모두 70세 초반**까지인 셈입니다. 평균수명이 늘어나는 것은 기쁜 일이긴 하지만, 가능하다면 인생의 마지막까지 아무에게도 신세를 지지 않고 일상생활을 보내고 싶다는 것이 누구에게나 절실한 마음일 것입니다.

그러면 어떻게 해야 그게 가능할까요? 평균수명과 건강수명의 차이가 줄어들고 최종적으로 그 차이가 없어져서 양쪽이 같아지면 그게 가능합니다.

일본 정부는 2040년까지 건강수명을 3년 이상 늘리려고 다양한 대책 등을 내놓고 있습니다. 또한 이를 위해서는 질병의 조기 발견, 질병의 중증화 예방 등 다양한 노력이 필요합니다.

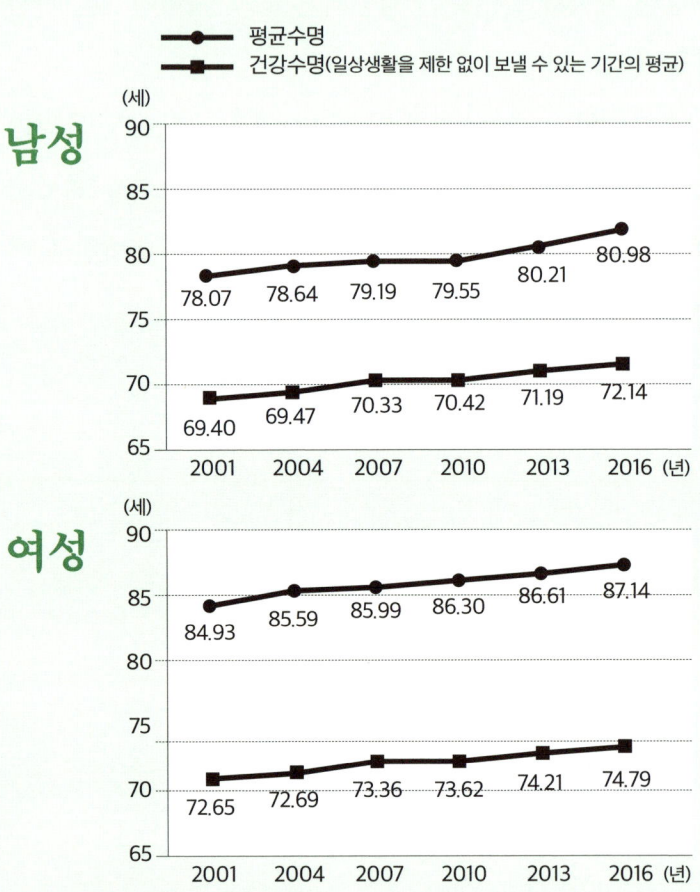

주: 2010년 평균수명에 관해서는 후생노동성 정책총괄관 부속 참사관 부속 인구동태·보건사회통계실 '완전생명표'를 참고했고, 나머지 연도의 평균수명에 관해서는 '간이생명표'를 참고했다. 건강수명에 관해서는 후생노동성 정책총괄관 부속 참사관 부속 인구동태·보건사회통계실 '간이생명표', '인구동태통계', 후생노동성 정책총괄관 부속 참사관 부속 가구통계실 '국민생활기초조사', 총무성 통계국 '인구추계'를 참고했다.
출처: 2020년판 후생노동백서

노후를 침대에 누워서만 보내지 않기 위한
세 가지 핵심

　의욕은 앞서지만, 현실적으로는 평균수명과 건강수명 사이에 남성 8.84세, 여성 12.35세라는 차이가 있어서, 인생을 마무리하는 시기에 다른 사람의 도움이나 간병을 필요로 하는 사람이 다수 있습니다.
　그 원인은 무엇일까요?
　후생노동성이 공표한 '2016년 국민생활기초조사의 개황'에는, '지원 필요 정도별로 본 간병이 필요하게 된 주요 원인'이 기록되어 있습니다. 그에 따르면 지원이 필요하게 된 **주요 원인은 관절 질환**이며, **간병이 필요하게 된 주요 원인은 치매나 뇌졸중**입니다.
　요컨대 인생의 마지막까지 쌩쌩하게 돌아다니며 일상생활을 즐기려면 관절을 다치지 말고, 골절이나 낙상 등을 당하지 않도록 하고, 뇌졸중이나 치매에 걸리지 않도록 하면 됩니다. 이런 질환에 걸리지 않으면 업무의 효율도 높아지고, 돈을 많이 모을 수도 있고, 조기 은퇴해서 제2의 인생을 자연에 파묻혀 살고 싶다는 꿈도 현실화할 수 있습니다.

그렇다면 관절 질환, 뇌졸중, 치매 등에 걸리지 않기 위해서 지금부터 무엇을 하면 좋을까요? 적극적으로 예방에 임하는 것이 중요합니다. 조금 더 구체적으로 말하자면 스트레칭이나 근력 운동을 해서 몸을 제대로 움직이고, 균형 잡힌 영양 섭취에 신경 쓰고, 목적에 따라 정기적으로 올바른 검진을 받는 것이 중요합니다.

이런 예방책은 **일찍 시작할수록 좋습니다.** 적어도 50대에는 시작해야 합니다. 뒤로 미루지 말고 미리미리 대비하시기를 바랍니다.

간병 종류별 간병이 필요해진 주요 원인 (상위 3위)

(단위: %)

간병 필요도	제1위		제2위		제3위	
총수	치매	18.0	뇌혈관 질환 (뇌졸중)	16.6	고령에 의한 쇠약	13.3
지원 필요자	관절 질환	17.2	고령에 의한 쇠약	16.2	골절·낙상	15.2
지원 필요 1	관절 질환	20.0	고령에 의한 쇠약	18.4	뇌혈관 질환 (뇌졸중)	11.5
지원 필요 2	골절·낙상	18.4	관절 질환	14.7	뇌혈관 질환 (뇌졸중)	14.6
간병 필요자	치매	24.8	뇌혈관 질환 (뇌졸중)	18.4	고령에 의한 쇠약	12.1
간병 필요 1	치매	24.8	고령에 의한 쇠약	13.6	뇌혈관 질환 (뇌졸중)	11.9
간병 필요 2	치매	22.8	뇌혈관 질환 (뇌졸중)	17.9	고령에 의한 쇠약	13.3
간병 필요 3	치매	30.3	뇌혈관 질환 (뇌졸중)	19.8	고령에 의한 쇠약	12.8
간병 필요 4	치매	25.4	뇌혈관 질환 (뇌졸중)	23.1	골절·낙상	12.0
간병 필요 5	뇌혈관 질환 (뇌졸중)	30.8	치매	20.4	골절·낙상	10.2

주: 구마모토현은 제외
출처: 2016년 국민생활기초조사의 개황

머리말

꾸준히 실천하면서
인생을 끝까지 즐기자

　이 책은 활기차고 건강한 몸을 만들기 위한 방법을 소개합니다. 이 책에서는 운동 습관이 없는 사람도 손쉽게 지속할 수 있는 운동 방법이 실려 있습니다. **일부러 헬스장에 다닐 필요도 없고 운동 기구에 돈을 들일 필요도 전혀 없습니다.**

　이 책에 실린 운동은 제가 병원에서 진료부장을 맡고 있는 재활과의 물리치료사와 함께 고안한 것으로, **누구나 무리 없이 부담 없이 실행할 수 있습니다. 그러면서도 힘든 운동과 동일한 효과, 아니 그 이상의 효과를 기대할 수도 있습니다.** 짬이 나는 시간에 틈틈이 실행할 수 있으면서도 상당한 효과가 있는 운동들입니다. 운동 부족 해소에도 제격입니다.

　50~60대라면 최근 계단 오르기가 힘들어졌다거나, 근력 저하와 운동 기능 저하가 걱정된다거나, 꾸준한 운동 습관이 없다거나, 외출하는 일이 적어졌다거나, 낙상 등으로 인한 부상과 골절이 잘 낫지 않는다고 느끼는 분들에게 이 책이 도움이 될 것입니다. 또 뇌졸중과 치매 예방을 지금부터

시작하고 싶은 사람에게도 효과 만점의 책이 될 것입니다.

앞으로 적어도 10년은 자신의 두 다리로 가고 싶은 곳에 자유롭게 갈 수 있는 몸을 만들고 싶다거나, 삶의 질을 해치고 싶지 않다거나, 가능한 한 간병을 받는 기간을 줄이고 싶다고 생각하는 70대라면 이 책이 딱 맞습니다.

부디 이 책으로 건강한 몸을 만들고, 아울러 노후의 불안까지 해소하기를 바랍니다.

나이에 상관없이 자유롭게 걸을 수 있는 신체를 만들기 위해 오늘부터 당장 시작합시다!

아보 마사히로

차례

머리말
지금은 건강하게 돌아다닐 수 있다지만
5년 후, 10년 후에도…… 그럴 수 있을까? ··· 4
　70대가 '최후의 활동기' ··· 5
　노후를 침대에 누워서만 보내지 않기 위한 세 가지 핵심 ··· 9
　꾸준히 실천하면서 인생을 끝까지 즐기자 ··· 12
건강수명도 체크 ··· 20

제1장

가뿐하게 '서기'와 '걷기'
노화를 늦추는 두 가지 힘

잘 서기만 해도 인생이 즐거워진다 ··· 25
　흐트러진 자세를 방치해서는 안 된다 ··· 26
　경쾌하게 살기 위해 '똑바로 서자!' ··· 29
　허리를 필요 이상으로 젖히면 안 된다 ··· 31
　구부정한 자세를 고치기 위한 스트레칭 ··· 33
　고령자는 균형력 저하를 조심해야 한다 ··· 34
　균형력을 파악하기 위한 테스트 ··· 36
　일어서고 앉는 동작을 변화시키면 요통도 예방할 수 있다 ··· 40

걷기의 효능은 놀라울 정도로 다양하다   **43**
    일단 산책하러 나가자   **45**
    하루 1만 걸음은 지나친 목표이며, 가벼운 산책만으로도 충분하다   **48**
    '어제보다 시간과 거리를 늘리자'는 마음가짐으로   **50**
    올바른 걷기 동작을 익히고 즐겁게 걷자   **52**
    피해야 하는 최악의 보행 자세   **56**
    집이나 회사에서도 효과적으로 할 수 있는 '실내 트레이닝'   **57**
    운동 전후에는 꼭 스트레칭을!   **59**

무슨 일이든 '꾸준히 하면' 극적인 변화가 찾아온다!   **62**

제2장

관절 가동 범위 넓히기

균형감이 있으면 피로해지지 않고 넘어지지 않는다

관절을 부드럽게 움직일 수 있다면 일상 동작이 편해진다   **77**
    알 듯 말 듯 한 '관절 가동 범위'   **78**
    유연성과 안정성이 있으면 쌩쌩하게 움직일 수 있다   **81**

이 동작을 제대로 할 수 있습니까?   **84**
    `Check 1` 어깨관절 **84**   `Check 2` 척주 **86**   `Check 3` 고관절 **89**
    `Check 4` 무릎관절 **91**   `Check 5` 발관절 **94**
    스포츠를 즐기고 싶다면 이 사실을 잊지 마라   **96**

삐걱대는 몸은 가라! 유연한 관절을 만드는 스트레칭   **99**
    어깨관절 스트레칭 **100**   몸통 스트레칭 **105**   고관절 스트레칭 **108**
    무릎관절 스트레칭 **112**   발관절 스트레칭 **115**

제3장

골밀도와 골질 높이기

뼈가 튼튼해야 골절을 피할 수 있다

골절이 다발하는 나이가 되기 전에 미리미리 골다공증 예방을   **119**
    운동은 뼈를 강하게 한다   **120**
    무시무시한 '골다공증성 척추골절'   **121**
    골밀도가 70% 이하로 줄면 노화가 진행되고 있다는 의미   **125**
    뼈에 자극이 가해지면 노화 방지에 도움이 되는 호르몬이 나온다   **127**

골밀도를 쉽게 높일 수 있는 활동   **128**
    무리할 필요 없이 약간의 충격으로도 뼈는 강해진다   **131**

운동의 양만큼이나 운동의 질도 중요하다   **133**
    골질은 아무도 모르는 사이에 녹슬고 악화된다   **135**

계획적인 식사도 뼈 건강에는 빼놓을 수 없는 요소   **137**
    골량 감소는 칼슘 감소로부터 시작된다   **140**
    비타민 C, D, K도 식사를 통해 섭취한다   **142**

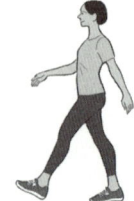

제4장

근육량 감소 막기

'근육 저금'을 통해 노화에 브레이크를 건다

50세가 넘으면 '근육 저금'에 힘쓰는 사람이 승리자   **147**
    근육은 방치하면 감소할 뿐   **148**
    근육에는 속근과 지근이 있다   **150**
    지근을 어떻게 단련하느냐에 따라 남은 인생이 크게 달라진다   **152**

**50대부터 '도쿄지케이카이의과대학병원 재활과'만의
편안한 근육 훈련을**   **154**
    오랫동안 꾸준히 하기 위해 하루걸러 30분 정도가 좋다   **155**
    쉽게 피로해지지 않는 몸을 만드는 '대둔근' 운동   **156**
    굽어진 등을 펴는 '등 근육' 운동   **158**
    보행 장애를 방지하는 '대퇴사두근' 운동   **161**
    고관절의 움직임을 편안하게 만드는 '내전근과 외전근' 운동   **162**
    무릎관절에 대한 부담을 경감하는 '하퇴삼두근' 운동   **164**
    허리 결림과 통증을 해결하는 '복근' 운동   **166**

도전! 70대에도 근육을 저금할 수 있다   **168**
    뻐근한 허벅지 안쪽이 부드러워지는 '햄스트링' 운동   **169**
    부드럽게 일어서고 앉기 위한 '대퇴사두근' 운동   **172**
    신체의 축을 안정시키는 '고관절' 운동   **174**

제5장

뇌의 인지 기능 높이기
명의가 매일 실천하는 치매 예방법

'알츠하이머형 치매'란 도대체 무엇인가?	**181**
자각하지 못하는 사람을 위한 '경도 인지 장애' 체크	184
알츠하이머형 치매에 의한 '건망증'의 특징	186
치매 위험군이 되지 않으려면 이것만큼은 실천해야 한다	**190**
단순함의 효과를 무시해서는 안 된다	191
'햇빛 쐬기'를 일상적인 습관으로	194
구강 관리를 게을리하는 사람은 치매에 대한 의식이 낮다	196
수면 부족은 치매의 위험성을 높인다는 사실을 알고 있는가?	198
직장이나 집에서 의식적으로 깊이 호흡해보자	200
웃음이 부족하지 않은가? '웃으면 복이 온다'	206
살찔 걱정이 들지만 포기할 수 없는 지방	207
뇌 활성화에 필수적인 항산화 대책	208
비만은 만병의 근원! BMI를 파악하는 올바른 방법	211
몇 살이든 포기하지 않는 인생을!	214

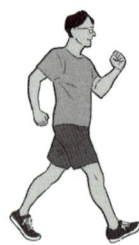

제6장

혈관과 혈류를 깨끗이 하기

고혈압, 고혈당으로 죽고 싶지 않다면 지녀야 하는 마음가짐

고혈압의 가장 큰 원인은 '나이' 그렇다면 어떻게 해야 하는가?   **219**
    유전이라서 어쩔 수 없다고 생각하는가?   **221**
    건강의 2차 피해를 일으키지 않는 알맞은 수치는?   **222**
    가장 먼저 소금의 양을 줄인다   **225**
    쓸모없는 내장지방을 없애자   **226**
    식사량을 무작정 줄이면 안 된다   **229**
    이것만 지키면 술을 마셔도 괜찮다   **231**

과거의 나쁜 식습관을 완전히 바꾸는 방법이 있다   **233**
    '제2의 심장'을 활성화해서 혈액순환을 개선한다   **234**
    유산소운동으로 혈관이 젊어진다   **236**
    수중 보행은 장점만 가득하다   **240**
    '혈관 마사지'의 효과가 별로인 이유   **242**
    에어 마사지 기계는 '개운하다!'로 끝나지 않는다   **244**

맺음말
꾸준히 실천할 수 있는 힘은
우리에게 평등하게 주어진 센스입니다   **245**

> **이런 사람은
> 와병 생활에 빠질 위험이 있다.**

건강수명도 체크

'나는 아직 이르다'고 생각하는 사람이 많겠지만, 자신의 현재 상황을 파악하는 것도 중요합니다. 일단 건강수명도를 체크해봅시다.

자신에게 해당하는 항목에 표시합니다. 표시한 수로 당신의 건강수명도를 대략 알 수 있습니다.

- ☐ 계단을 오르내리기가 힘들다.
- ☐ 계단이 싫다.
- ☐ 엘리베이터나 에스컬레이터를 자주 탄다.
- ☐ 쇼핑하는 도중에 쉬고 싶어진다.
- ☐ 평탄한 길에서나 턱이 없는 곳에서도 잘 넘어진다.
- ☐ 한쪽 다리를 들고 신발을 신지 못한다.
- ☐ 걷는 속도가 또래에 비해 느리다.

- ☐ 2kg 정도의 쇼핑백을 들고 집으로 걸어가기 힘들다.
- ☐ 선 자세에서 바닥의 물건을 줍지 못한다.
- ☐ 운동 습관이 없다.
- ☐ 외출할 기회가 거의 없다.
- ☐ 하루에 2,000걸음밖에 걷지 않는다.

몇 개 체크(√)했습니까?

0~3개 | 건강수명도 ★★★

당신의 건강수명도는 '3'. 지금의 체력과 근력을 유지할 수 있도록 꾸준히 노력합니다.

4~8개 | 건강수명도 ★★

당신의 건강수명도는 '2'. 하루빨리 운동을 시작해서 건강수명도를 늘립시다.

9개 이상 | 건강수명도 ★

당신의 건강수명도는 '1'. 이대로 방치하면 와병 환자가 될 가능성이 높습니다.

* 건강수명도가 '1(★)'이라고 판정받은 사람도 이제부터 이 책에서 소개하는 운동법을 실시하면 건강수명도를 '2(★★)'나 '3(★★★)'으로 향상시킬 수 있습니다.

제1장

가뿐하게 '서기'와 '걷기'

―――――
노화를 늦추는
두 가지 힘
―――――

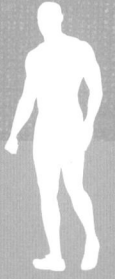

잘 서기만 해도
인생이 즐거워진다

'정말로 자세가 안 좋구나.'

쇼윈도에 비친 자기 모습을 힐끗 봤다가 등이 둥글게 굽어진 모양새에 흠칫 놀란 적은 없습니까? 등이 굽어지는 이유는 나이가 들면서 머리가 앞쪽으로 기울기 때문입니다. 머리의 무게는 나이가 들어도 그다지 달라지지 않지만 근력은 나이가 들수록 점차 떨어져서, **목으로 머리의 무게를 충분히 지탱하지 못하게 되는 것입니다.**

머리 무게는 일반적으로 몸무게의 8% 정도라고 알려져 있습니다. 그러므로 몸무게 60kg인 사람은 머리 무게가

5kg 정도 되는 셈입니다. 볼링공이 오랜 세월 동안 목 위에 놓여 있는 것과 마찬가지입니다.

젊을 때는 등 근육이 머리를 튼튼하게 받칠 수 있지만, 근력은 나이가 들수록 쇠약해지는 법이어서 중력을 버텨내는 것만으로도 벅차게 됩니다. 결과적으로 등을 똑바로 세울 만한 여력이 없어져서 등이 둥그스름하게 굽어지게 됩니다.

근력이 떨어지다 보면 급기야 척주도 휘어지게 됩니다. 그 지경까지 이르면 특별히 힘든 일을 한 것도 아닌데 피로를 느끼게 됩니다. 그냥 가만히 있는데도 저절로 몸이 고단해지게 되는 것입니다. 근육이 몸의 자세를 유지하기 위해 과도하게 긴장하기 때문입니다.

흐트러진 자세를 방치해서는 안 된다

사람은 보통 나이가 들수록 등이 굽어지면서 몸이 앞으로 숙어지게 됩니다. 그러면 머리도 아래쪽으로 숙어지기 때문에 시선은 자연스럽게 발밑을 향하게 됩니다. 그런데

새우등의 특징
- 얼굴이 앞으로 나온다.
- 등이 둥그스름해진다.
- 양어깨가 앞으로 나온다.

평소에 이렇게 앉지 않습니까?
- 머리가 앞으로 튀어나와 있다.
- 등이 굽어 있다.
- 골반이 기울어져 있다.

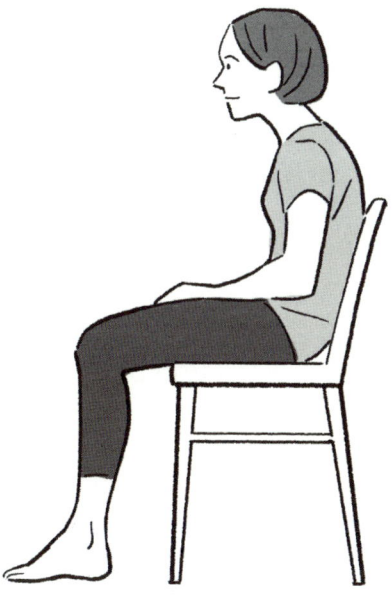
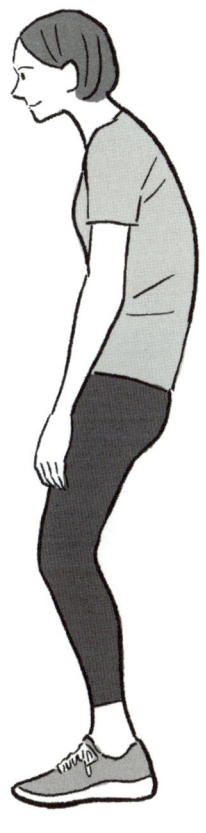

웅크린 자세는 새우등을 유발한다.

새우등의 폐해는 겉모습에만 그치지 않는다. 근긴장성 두통, 목 결림, 어깨 결림, 허리 통증, 위 통증, 무릎 통증, 하체 비만, 고관절이나 무릎관절의 뒤틀림 등 악순환이 끊이지 않는다.

가뿐하게 '서기'와 '걷기'

그 상태로는 앞을 보기 어렵기 때문에 턱을 살짝 내밀어 시선을 앞으로 향하도록 합니다. 그러면 이번에는 엉덩이가 뒤로 튀어나오게 됩니다.

이런 과정을 거쳐서 '새우등'이라는 흐트러진 자세가 나타나는 것입니다. 새우등이 되면 생기가 사라져서 늙어 보이기 마련입니다. 반대로 등줄기를 꼿꼿이 세우는 것만으로도 한층 젊어 보입니다.

등을 둥그스름하게 방치해둔다면 어떤 악영향이 생길까요? 일단 걷는 데 악영향을 끼칩니다. 척주가 꼿꼿하지 않으면 균형을 잡기 어려워지기 때문입니다. 걷는다는 행위는 원활하게 중심을 앞으로 이동함으로써 가능해집니다. 그런데 **등이 휘어져 있으면 걸을 때 중심이 너무 앞으로 쏠려 넘어질 위험성이 높아집니다.**

또한 등을 오랫동안 둥그스름하게 방치해두면 등 근육을 다시 펴기 어려워집니다. 심지어 허리를 뒤로 젖히거나 기지개를 켜는 동작조차 할 수 없게 됩니다. 갈비뼈와 척주의 움직임이 제한되어 몸을 앞으로 숙이는 시간이 많아지는 탓에 호흡의 효율마저 떨어집니다. 걸을 때도 축 처진 머리를 끊임없이 들어올려야 하기 때문에 몸과 등의 근육이 쉽게 피로해집니다. 그야말로 악순환이라고 할 수 있습니다.

경쾌하게 살기 위해 '똑바로 서자!'

이 악순환에서 벗어나려면 어떻게 해야 할까요? '바람직한 자세'를 배우고 실천할 수밖에 없습니다. 결코 어려운 일이 아니니까 부담 갖지 않으셔도 됩니다.

가장 먼저 '바람직한 자세'를 떠올려보십시오. **'바람직한 자세'는 전후좌우로 튀어나온 곳 없는 똑바른 자세입니다.** 30쪽의 그림을 보면 잘 알 수 있습니다. 옆에서 봤을 때 ● 표시가 직선상에 놓여 있어야 바람직한 자세입니다.

● 표시의 위치는 위에서부터 차례로 귓불, 견봉(어깨 부분의 튀어나온 뼈), 큰대퇴돌기(고관절 바깥쪽의 튀어나온 부분), 무릎 관절의 중간쯤, 바깥쪽 복사뼈의 약간 앞쪽에 해당합니다.

각 부위에 ● 표시의 스티커를 붙이고 온몸을 거울에 비춰보면 ● 표시가 일직선상에 놓여 있는지 쉽게 확인할 수 있습니다.

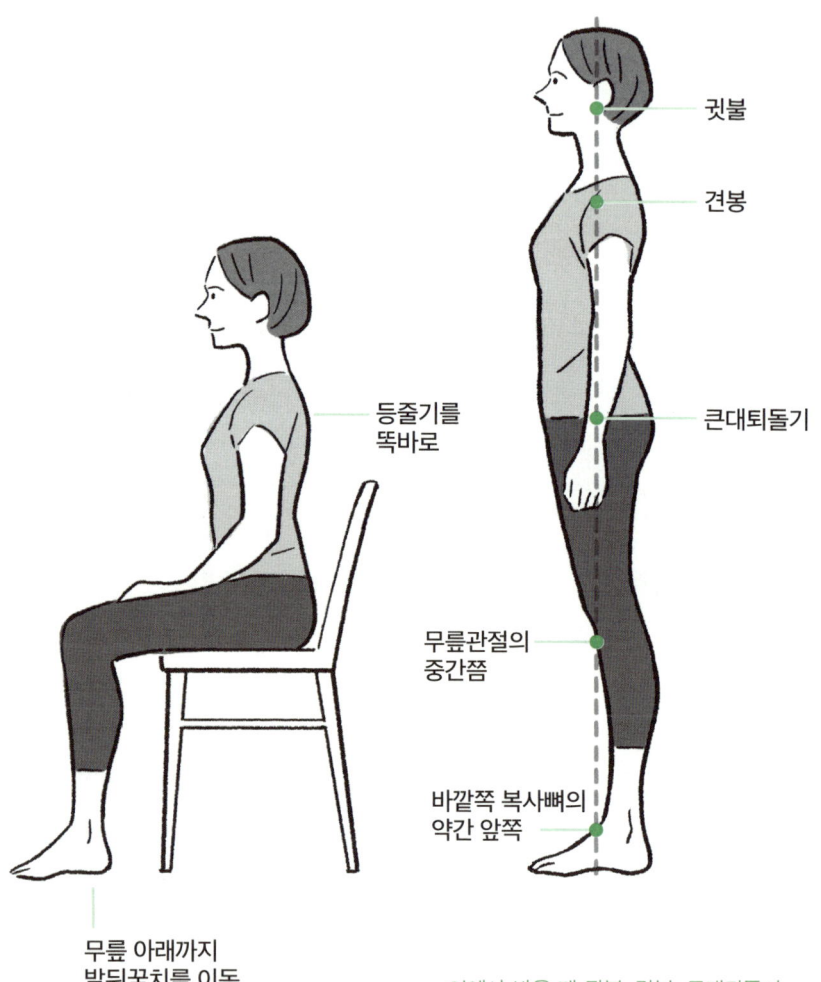

허리를 필요 이상으로 젖히면 안 된다

바람직한 자세를 취하려고 가슴을 펴는 것까지는 좋지만, 너무 의욕이 넘치면 오히려 자세가 흐트러져 버립니다. 허리가 지나치게 뒤로 젖혀진 자세는 좋지 않습니다. **가슴을 너무 펴면 턱이 올라가 목과 어깨에 부담이 가해져서 어깨 통증을 일으킬 수 있기 때문입니다.**

편안한 상태에서 가슴을 살짝 펴고 무릎을 똑바로 뻗습니다. 양다리 간격은 어깨너비보다 약간 좁은 정도로 유지하는 것이 좋습니다.

또한 **벽에 뒷머리와 발뒤꿈치를 대고 엉덩이가 살짝 닿을 정도의 자세를 취해보는 것도 좋습니다.** 이때 어깨의 힘을 빼고 머리가 벽에 확실히 닿도록 의식해야 합니다. 시선은 앞을 똑바로 향하고, 턱은 가볍게 당기고, 무릎은 완전히 펴줍니다.

올바른 자세를 유지하는 습관을 들이려면 자신이 그 자세를 똑바로 취하고 있는지 정기적으로 체크하는 것이 좋습니다. 자신의 모습을 누군가에게 찍어달라고 해서, 의식적

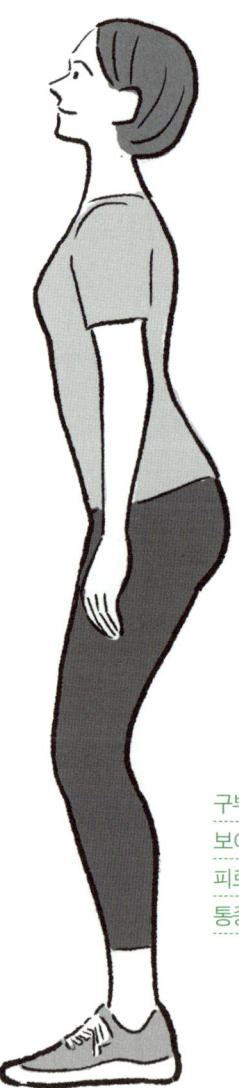

가슴을 너무 펴고
허리를 너무 젖히면
오히려 안 좋다!

구부정한 허리를 방치하면 배가 나와
보이고, 자세 유지에 필요한 근육이
피로해져서 만성적인 목 통증과 허리
통증을 유발한다.

으로 똑바로 섰을 때의 자세와 평소의 무의식적인 자세를 사진으로 비교해보는 것입니다. 두 모습이 거의 같다면 당신은 일상적으로 올바른 자세를 취하고 있다는 뜻입니다.

구부정한 자세를 고치기 위한 스트레칭

구부정한 자세는 매우 불안정합니다. 그래서 근육 피로도 쉽게 쌓이고 낙상의 위험성도 높습니다.

몸의 앞쪽 근육을 쫙 펴는 스트레칭은 구부정한 자세를 간편하게 수정하는 방법입니다. 제가 추천하는 가장 좋은 방법은 바닥에 **엎드리는 것**입니다. 바닥에 엎드리면 중력

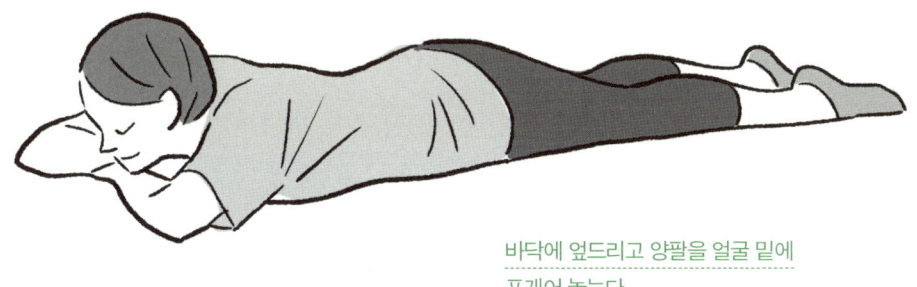

바닥에 엎드리고 양팔을 얼굴 밑에 포개어 놓는다.

에 의해 몸의 앞쪽 근육이 저절로 쫙 펴지게 됩니다. 너무 오래 엎드리는 것은 허리에 좋지 않지만, 가끔은 괜찮으니 한번 실행해보시기 바랍니다.

고령자는 균형력 저하를 조심해야 한다

우리 몸은 무게중심을 안정시키고 자세를 유지하는 힘(균형력)을 갖추고 있습니다. 균형을 유지하기 위해서는 중력의 부하를 가장 적게 받는 자세를 취해야 합니다. 그게 바로 **직립 자세**입니다. 직립 자세는 양다리로 튼튼하게 똑바로 서는 자세입니다. 이것은 근력의 조화가 가장 잘 잡힌 자세이기도 합니다.

똑바로 서기만 하면 되니까 젊었을 때는 당연하게 취할 수 있는 자세입니다. 하지만 나이가 들면서 그렇게 당연했던 일을 할 수 없게 됩니다. 균형력이 저하하기 때문이지요. 결과적으로 고령자는 몸을 일으킬 때 혹은 턱이나 경사가 있는 곳을 걸을 때 균형을 잃고 넘어지는 일이 흔히 발생합니다.

엎질러진 물은 주워 담을 수 없지만, **쇠약해진 균형력은 훈련을 통해 다시 향상할 수 있습니다.** 젊었을 때처럼 쌩쌩해지지는 않겠지만, 균형을 잃고 넘어지는 것을 방지할 수 있을 만큼은 나아집니다.

그렇다면 어떤 훈련을 해야 좋을까요?

불안정한 자세를 가급적 피하는 것이 이 훈련의 핵심입니다.

균형력을 파악하기 위한 테스트

훈련에 들어가기에 앞서 당신의 균형력이 얼마나 저하했는지 테스트해보겠습니다.

외다리 서기 테스트

① 편안하게 선 상태에서 좌우 다리를 번갈아 가며 외다리 서기를 해봅니다.
② 조금 더 자신 있는 쪽의 다리로 외다리 서기를 한 후 얼마나 유지할 수 있는지 시간을 재봅니다.

판정

50대는 60초 이상, 60대는 30초 이상 외다리 자세를 유지하지 못한다면 균형력이 저하되었다고 판정할 수 있습니다. 이대로 방치하면 낙상의 위험성이 점점 높아집니다.

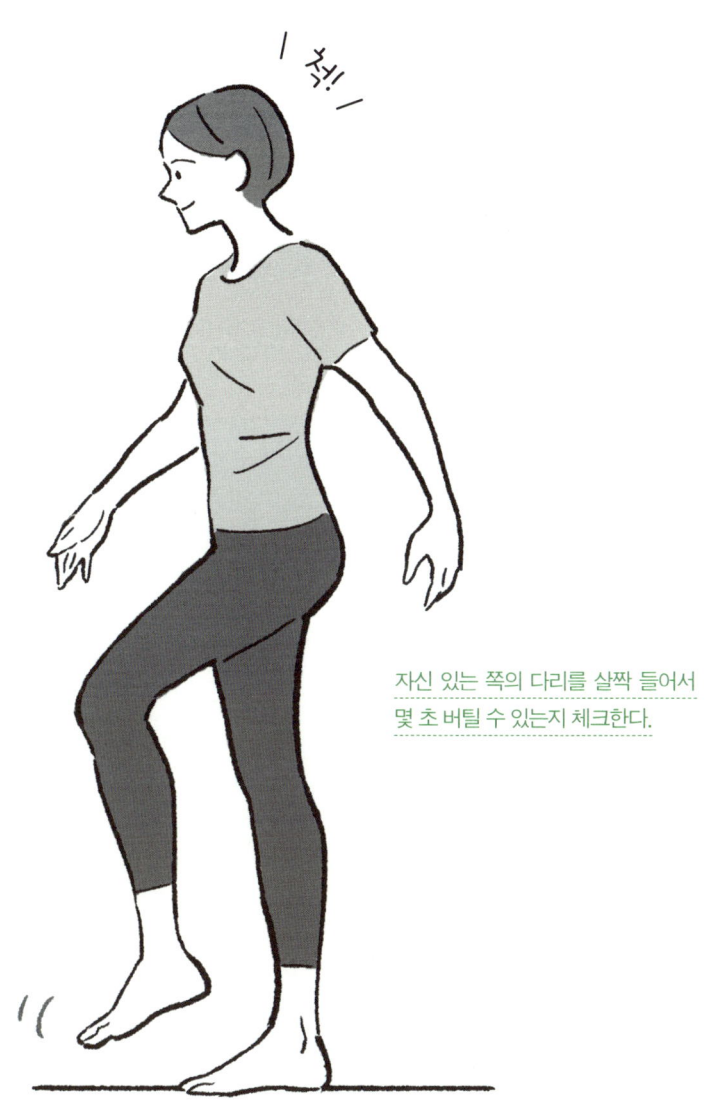

자신 있는 쪽의 다리를 살짝 들어서
몇 초 버틸 수 있는지 체크한다.

가뿐하게 '서기'와 '걷기'

균형력을 높이는 간단한 훈련이 몇 가지 있는데, 여기에서는 '발뒤꿈치 들어올리기 훈련'을 소개하겠습니다.

발뒤꿈치 들어올리기 훈련

① 등을 펴고 똑바로 섭니다. 다리는 편하게 벌립니다.

② 처음에는 양손을 벽에 대고 5~10초간 발뒤꿈치를 듭니다. 발뒤꿈치를 살짝 띄우기만 하면 충분합니다.

③ 점차 '한 손만 대고 버티기', '두 손가락만 대고 버티기', '손가락 끝으로만 버티기'로 난이도를 단계적으로 높이다가 마지막에는 손을 벽에서 완전히 떼고 발뒤꿈치를 듭니다.

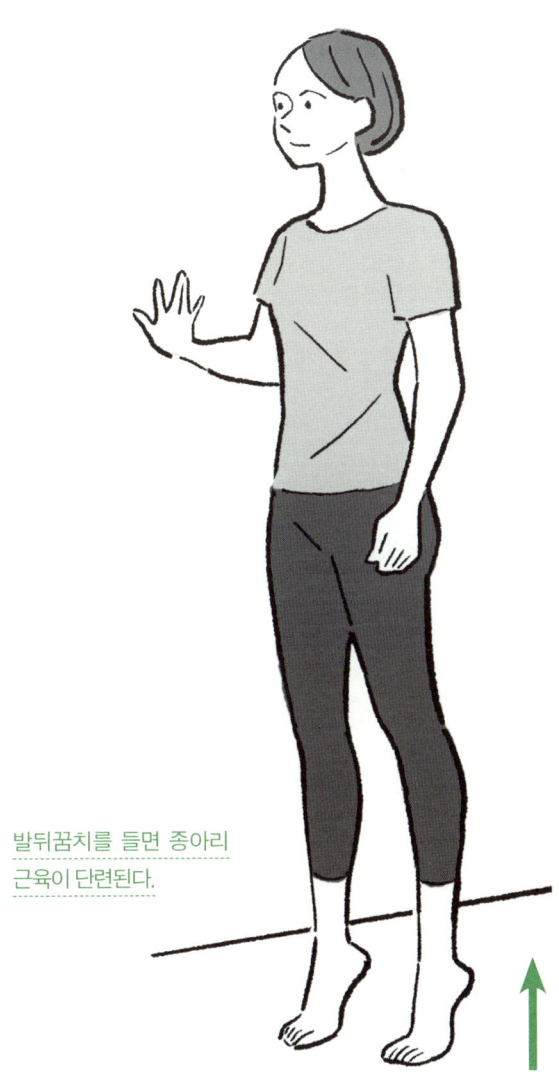

발뒤꿈치를 들면 종아리 근육이 단련된다.

가뿐하게 '서기'와 '걷기'

일어서고 앉는 동작을 변화시키면
요통도 예방할 수 있다

우리는 하루 사이에도 몇 번이나 일어서고 앉는 동작을 반복합니다. 여기에서는 일어서고 앉을 때 가장 바람직한 동작을 소개하겠습니다.

먼저 의자에서 일어설 때의 동작입니다. 의자의 높이는 보통 40~42cm입니다. 이 정도 높이에서 일어설 때는 **몸을 앞으로 숙이고 엉덩이를 들어올리면서 다리에 체중을 싣습니다**. 그 상태로 안정을 유지하면서 무릎과 등을 펴고 일어섭니다. 이 동작을 막힘없이 해낼 수 있다면 걷기도 한결 수월해질 것입니다.

이번에는 의자에 앉을 때의 동작입니다. **몸을 앞으로 숙이고 엉덩이를 뒤로 빼면서 무게중심을 낮춥니다**. 그리고 무릎을 천천히 구부리면서 엉덩이를 자리에 앉힙니다.

이때 가장 힘이 들어가는 부위가 허벅지 앞면에 있는 대퇴사두근입니다. 앉는 동작에서는 대퇴사두근이 길어지면서 수축(전문용어로 '원심성 수축')하는 움직임을 보이는데, 이것은 스쾃 동작과 같으며 매우 큰 힘이 필요합니다.

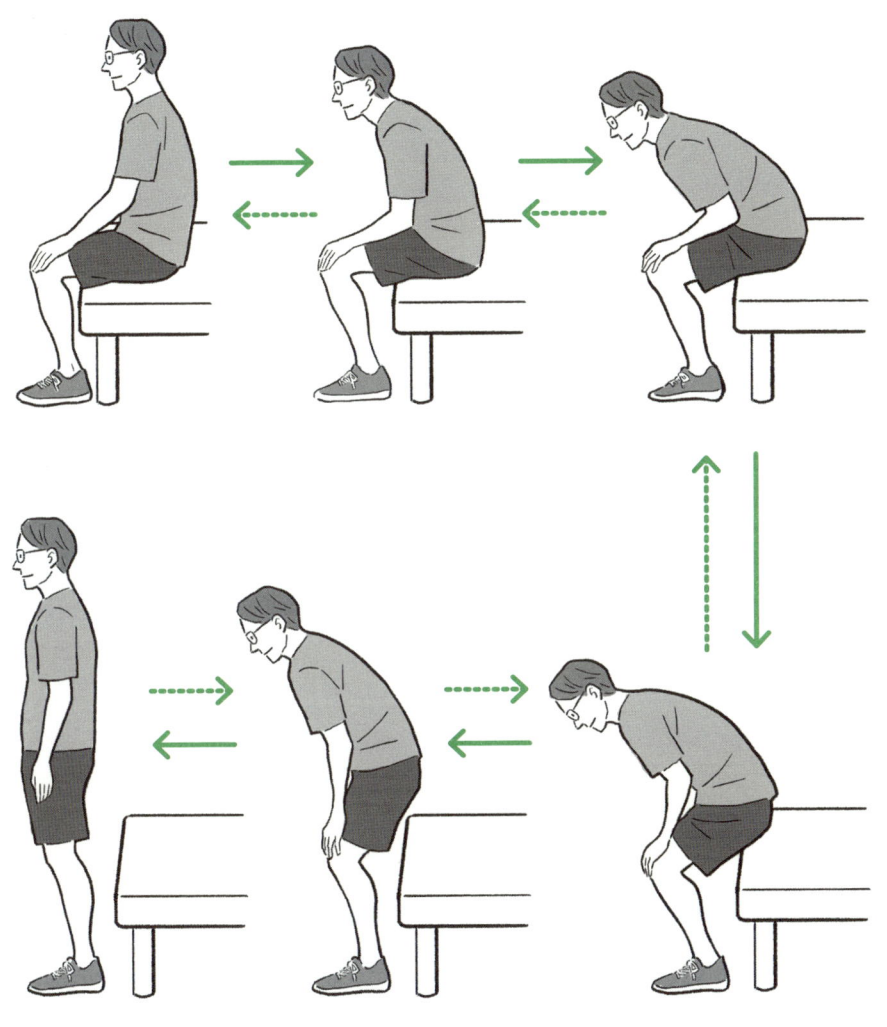

가뿐하게 '서기'와 '걷기'

나이가 들어 점점 대퇴사두근의 근력이 떨어지면 앉을 때 털썩하고 엉덩이를 던지듯이 내려놓게 됩니다. 그렇게 털썩 앉으면 허리에 무리가 가해지기 마련입니다.

걷기의 효능은 놀라울 정도로 다양하다

뇌졸중은 암, 심장병, 노화에 이어 일본인의 사망 원인 중 4위를 차지합니다. 예전에는 1위였지만, 응급 의료 체제가 발달하고 치료 기술이 향상하면서 사망하는 환자가 줄어들었습니다.

하지만 뇌졸중 발생 건수 자체가 줄어든 것은 아닙니다. **간병이 필요한 40~64세의 환자 가운데 51.1%가 뇌졸중 환자**라는 통계도 있습니다. 실로 무서운 병이라는 사실에는 변함이 없는 셈입니다.

뇌졸중을 발병시키는 위험인자에는 '수정할 수 없는 위

험인자'와 '수정할 수 있는 위험인자'가 있습니다. '수정할 수 없는 위험인자'로는 나이(55세 이상이면 10세 올라갈 때마다 발병 위험이 2배), 성별(남성이 여성보다 고위험), 뇌졸중의 가족력 등이 있습니다. '수정할 수 있는 위험인자'로는 **고혈압**, **당뇨병**, **고지혈증**, **심방세동 등의 심장 질환**, **비만**, **경동맥 협착**, **흡연**, **운동 부족**, **과도한 음주** 등이 있습니다.

'수정할 수 없는 위험인자'는 요컨대 운명 같은 것이라서 사람의 힘으로 어찌할 도리가 없습니다. 그러므로 뇌졸중에 걸리지 않으려면 '수정할 수 있는 위험인자'를 통제하는 것이 중요합니다.

'수정할 수 있는 위험인자'를 통제하는 가장 효과적인 방법이 무엇일까요? 그것은 바로 적절한 '운동'입니다. **겨드랑이에 땀이 흐를 정도의 걷기 운동을 하는 것이 매우 좋습니다**. 적절한 운동은 혈액순환을 개선하고 근력을 높입니다. 운동량을 늘리면 지구력도 생깁니다. 이에 더해 올바른 식생활에도 주의를 기울이면 몸은 금세 건강해질 것입니다.

걷기는 치매 예방 효과도 큽니다. 미국 하버드대학교 공중보건대학원에서 고령 미국인 여성(70~81세) 1만 8,766명을 대상으로 실시한 조사에 따르면, **걷기 운동을 1주에 90**

분 이상 하는 사람은 40분 이하로 하는 사람에 비해 인지 기능의 저하가 유의미하게 적었다고 합니다. 치매 예방에 효과가 있다고 의학적으로 인정받은 운동은 '걷기'뿐입니다.

일단 산책하러 나가자

그럼 어느 정도로 몸을 움직여야 좋을까요? 이때 참고할 만한 지표가 METs(metabolic equivalents)입니다. 안정적으로 앉아 있는 상태를 1MET라고 했을 때 다른 각종 활동들이 그 몇 배의 에너지를 소비하는지 나타내는 지표입니다.

METs의 수치를 보면 어떤 운동이 얼마나 많은 에너지를 소비하는지 알 수 있습니다. 예를 들어, 아주 평범하게 걸으면 3METs, 약간 빠르게 걸으면 5METs라고 표현할 수 있습니다. 다음의 표는 주요 운동의 METs를 나타낸 것입니다. 운동할 때 참고하시기를 바랍니다.

오래 걷는 사람은 건강하게 오래 삽니다. 오래 걷는다는 말과 오래 산다는 말은 동의어라고 해도 좋을 정도입니다.

뇌졸중에 걸리면 대부분 팔다리에 마비가 와서 걷는 데 어려움을 겪게 되는데, '뇌졸중으로 입원해서 치료받는 사람이 걸어서 화장실에 갈 수 있게 된다면 퇴원할 날이 머지않았다.'라고 말하기도 말합니다. 이것은 걷는다는 행위가 얼마나 건강과 관련 깊은지 단적으로 보여주는 예입니다.

'삼도내(불교에서 사람이 죽어서 저승으로 가는 도중에 건넌다는 내인데, 생전의 죄가 가벼운 사람은 다리 위를 걸어서 건너고, 생전의 죄가 무거운 사람은 헤엄쳐서 건넌다고 한다.-역주)도 걸어서 건너라.'라고 짓궂게 말하는 사람도 있습니다.

고령인데도 건강하다면 분명히 젊었을 때부터 자주 걷는 사람일 것입니다. 건강하기 때문에 걷는 것이 아닙니다. 걷기 때문에 건강한 것입니다.

보행 능력 저하를 막기 위해서는 3METs 이상의 운동이 필요하다

METs	활동 내용
3.0	강아지와 산책, 사교댄스(가볍게), 볼링, 플라잉디스크, 골프(골프 연습장), 서핑
3.5	산책, 보행(계단 내려가기), 자전거 타기(8.9km/h), 근력을 사용하는 가벼운 체조, 골프(골프장)
3.8	근력 운동(팔굽혀펴기, 윗몸일으키기, 턱걸이)을 가볍게
4.0	보행(통근, 통학, 계단 천천히 올라가기), 소프트볼(연습), 배구, 강가에서 이동하면서 낚시하기
4.5	테니스(복식), 수중 보행(보통의 속도로)
4.8	수영(배영)
5.0	스쾃, 발레(모던, 재즈), 스노클링
5.3	수영(평영)
5.8	자전거 타기(15.1km/h)
6.0	조깅과 걷기의 조합(조깅은 10분 미만), 달리기(6.4km/h), 하이킹(크로스컨트리), 보디빌딩, 농구(보통의 강도로)
6.8	사이클 에르고미터(90~100와트), 수중 보행(빠른 속도로)
7.0	자전거 타기(약간 빠르게), 축구(형식은 상관없음), 스키
8.0	자전거 타기(19.3~22.4km/h), 근력 운동(팔굽혀펴기, 윗몸일으키기, 턱걸이)을 강하게, 테니스(단식)
8.3	보행(8.0km/h), 수영(크롤, 평범한 속도)
10.0	수영(크롤, 빠르게)
11.0	달리기(11.3km/h)
15.0	달리기(계단 오르기)

출처: 『개정판: 신체활동의 METs 표』(2011, Compendium of physical activities: A second update of codes and MET values. 작성/일본 국립건강영양연구소)

가뿐하게 '서기'와 '걷기'

하루 1만 걸음은 지나친 목표이며, 가벼운 산책만으로도 충분하다

나카노조 연구(中之条研究)라는 유명한 조사 연구가 있습니다. 이 연구는 군마현 나카노조 마을에서 2000년 이후 지속적으로 이루어지고 있는 연구인데, 이 지역에 사는 65세 이상의 모든 주민을 대상으로 일상의 운동 상황, 생활 자립도, 수면 시간 등을 조사해서 분석하고 있습니다.

이 조사 연구를 통해 '어떤 운동을 얼마나 해야 좋은지'를 알아냈습니다. 결과적으로 '**하루 2,000걸음 걸으면 와병 환자가 되는 일이 현저히 줄어든다**'는 사실도 밝혀졌습니다.

일본에서는 1965년에 '만보계'라는 상품이 유행하면서 '건강을 위해서는 하루 1만 걸음을 걸어야 한다'는 속설이 퍼졌습니다. 하지만 이는 '만보계'라는 상품명 때문에 잘못 알려진 풍문일 뿐 의학적 근거가 있는 것은 아닙니다. 실제로 1만 걸음까지 걸을 필요는 없습니다.

또한 도쿄건강장수의료센터 연구소에서는 걸음 수별로 예방할 수 있는 질병을 제시하고 있습니다(도표 참조). 예를 들어, 2,000걸음이면 와병 생활을 예방할 수 있고, 7,000걸음이면 암, 동맥경화, 골다공증 등을 예방할 수 있다고 합니다.

하루 평균 신체 활동별로 예방할 수 있는 질병

걸음 수	빠르게 걷기 등 중강도의 활동 시간	예방할 수 있는 질병
2,000걸음	0분	와병 생활
4,000걸음	5분	우울증
5,000걸음	7.5분	요간병, 요간호, 치매, 심장 질환, 뇌졸중
7,000걸음	15분	암, 동맥경화, 골다공증, 골절
7,500걸음	17.5분	근감소증, 체력 저하
8,000걸음	20분	고혈압, 당뇨병, 이상지질혈증, 대사증후군(75세 이상)
9,000걸음	25분	고혈압 전 단계, 고혈당
10,000걸음	30분	대사증후군(75세 미만)
12,000걸음	40분	비만

↑ 증상이 심각하다 무겁고

↓ 증상이 경미하다 가볍고

12,000걸음(그중 중강도 활동 40분) 이상의 운동은 오히려 건강을 해칠 수도……

출처: 도쿄건강장수의료센터 연구소

'어제보다 시간과 거리를 늘리자'는 마음가짐으로

걷기는 보폭과 속도에 따라 운동량이 달라집니다. ① 넓은 보폭과 빠른 속도로 걷기, ② 넓은 보폭과 느린 속도로 걷기, ③ 좁은 보폭과 빠른 속도로 걷기, ④ 좁은 보폭과 느린 속도로 걷기 등 네 가지 걷기 패턴을 들 수 있습니다.

패턴 ①은 근 활동과 심폐 기능이 활발해지고 심장 박동이 빨라집니다. 반대로 패턴 ④는 운동량이 적어서 심장 박동이 그다지 빨라지지 않습니다.

다음의 그림에서 '운동량'은 소비되는 에너지를 뜻합니다. ②와 ③은 대략적으로 같은 운동량이라고 할 수 있습니다. 이것이 물리학에서 말하는 '에너지 보존의 법칙'입니다.

그렇다면 어떤 패턴을 선택하는 게 좋을까요? **안전을 위해 살짝 힘들다 싶을 정도로만 걷는 것이 기본**입니다. 이 점을 염두에 두고 자신의 목적에 맞는 패턴을 선택하는 것이 좋습니다. 익숙해지면 시간과 거리를 조금씩 늘려나갑니다. 그러면 운동량은 서서히 많아질 것입니다.

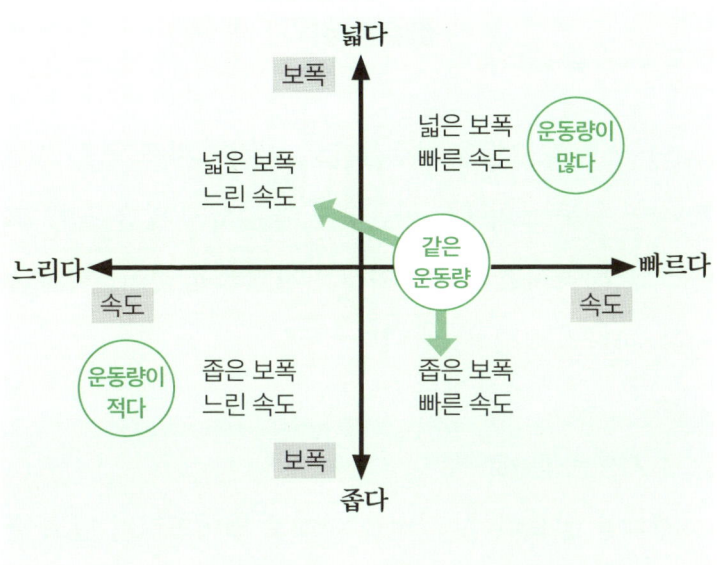

　어떤 패턴을 선택하든 걷기 운동을 할 때는 **시간, 횟수, 속도**에 항상 유의해야 합니다. 시간은 운동 1회당 30~60분, 횟수는 1주일에 3~5회, 속도는 빠르게 걷기로 땀이 조금 날 정도가 가장 좋습니다.

올바른 걷기 동작을 익히고 즐겁게 걷자

54~55쪽의 그림을 봐주십시오. 이것이 바로 '표준 보행'입니다. 언뜻 보기에도 아름답게 걷고 있지 않습니까? '표준 보행'을 하려면 다음의 여섯 가지 요소를 짚어보아야 합니다. 하나씩 설명하겠습니다.

① **시선은 똑바로**

상체를 일으킨다. 시선을 아래로 떨어뜨리지 말고 먼 곳을 똑바로 바라본다.

② **어깨의 힘을 뺀다.**

어깨와 팔의 힘을 빼고 편안하게 걷는다.

③ **팔꿈치를 구부렸다 폈다 하면서 팔을 크게 흔든다.**

팔꿈치를 뒤로 당기면 몸이 앞으로 나아가는 추진력을 얻을 수 있다.

④ **발끝으로 지면을 민다.**

발끝으로 지면을 힘차게 밀어낸다. 그러면 앞으로 나아가는 추진력이 높아지고, 걸음의 효율도 좋아진다.

⑤ **발뒤꿈치로 착지한다.**

내디딘 발을 발뒤꿈치부터 지면에 닿게 한다. 그러면 충격을 부드럽게 흡수해서 무게중심을 원활하게 앞으로 이동시킬 수 있다.

⑥ **보폭을 1cm 늘인다.**

보폭을 평소보다 1cm 더 늘인다는 느낌으로 발을 내디딘다.

이 여섯 가지 사항은 효율적으로 걷기 위한 매우 합리적인 요소입니다. 이 방법을 의식하며 걸으면 '표준 보행'에 가까워질 것입니다.

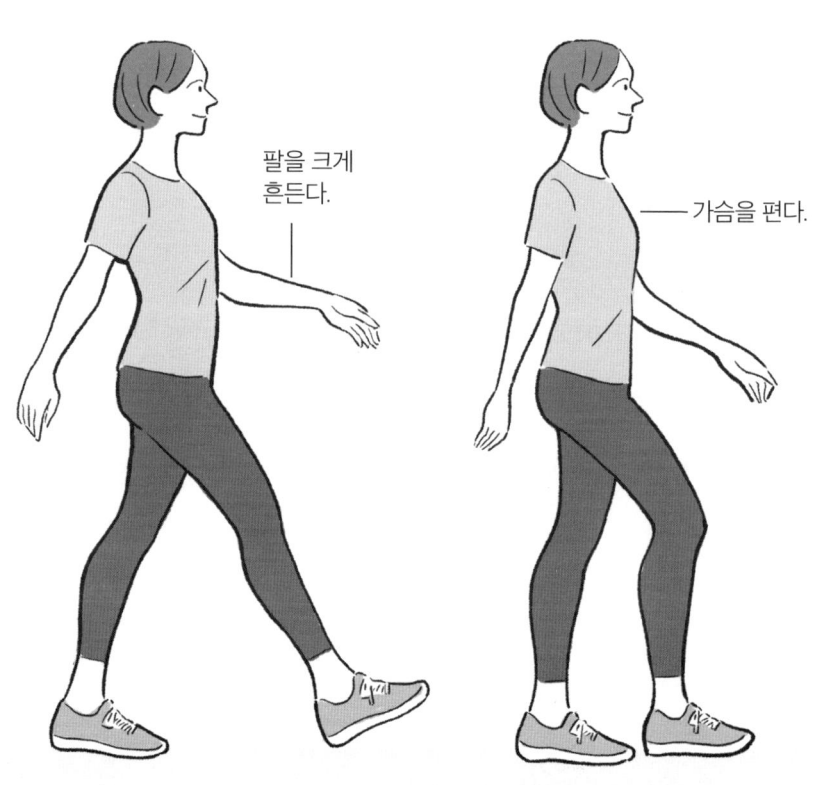

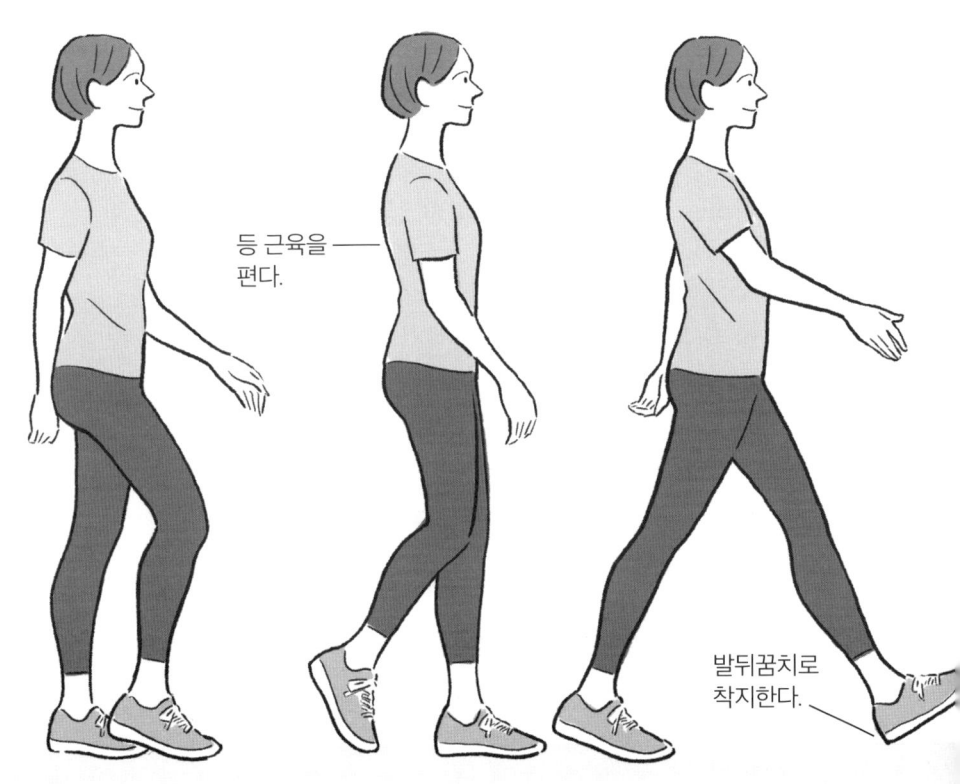

가뿐하게 '서기'와 '걷기'

피해야 하는
최악의 보행 자세

그런데 현실에서는 눈살이 찌푸려지는 걸음걸이가 흔합니다. 예를 들어, 스마트폰을 보면서 걷는 사람, 이른바 '스몸비(smombie = smartphone + zombie)'입니다. **손으로 스마트폰을 조작하는 동안에는 팔을 흔들 수 없습니다. 당연히 보폭도 작아집니다.** 게다가 고개를 숙이고 걷기 때문에 다른 사람과 부딪힐 수도 있고, 머리의 무게가 목과 어깨에 부담을 주어 새우등도 유발합니다. **팔과 몸의 부드러운 움직임으로 추진력을 얻는 것이 아니라, 오로지 근력에만 의존해서 추진력을 얻기 때문에 쉽게 피로해지고 균형을 잃어버리기 일쑤입니다.**

팔의 움직임을 제한하는 요인은 일상생활 곳곳에 널려 있습니다. 손에 물건을 들고 걷거나 우산을 썼을 때 역시 스마트폰을 조작할 때와 마찬가지로 팔을 흔들며 걸을 수 없습니다.

또한 어느 정도 나이가 들면 체력 저하로 인해 발끝과 고관절의 움직임이 줄어들고 보폭도 작아집니다. 움직임을 최대한 억제해서 걷는 것이 체력적으로 편하기 때문입니다. 하지만 이래서는 '표준 보행'에서 멀어질 뿐입니다. 앞에서 설명한 '표준 보행'의 여섯 가지 요소를 항상 의식하며 걸을 수 있도록 습관을 들여야 합니다.

집이나 회사에서도 효과적으로 할 수 있는 '실내 트레이닝'

장마철처럼 외출할 기회를 좀처럼 얻기 어려운 시기에는 실내에서 유산소운동을 하는 것이 좋습니다. **유산소운동**은 산소를 지속적으로 소비하는 운동을 말하며, 신체의 순환 기능을 개선해줍니다. 바벨 운동 같은 무산소운동도 근육을 단련하는 데 중요하지만, 오랫동안 움직여서 온몸에 산소를 원활하게 전달하는 능력을 높이는 유산소운동도 정기적으로 해주어야 합니다.

구체적으로 어떻게 하면 좋을까요? 간단합니다. **실내를 빙글빙글 돌기만 하면 됩니다.**

이러한 '스텝 운동'은 재활 의료 현장에서도 자주 활용되고 있습니다. 실내를 돌아다니는 게 뭐 재밌을까 싶겠지만, 텔레비전을 보거나 음악을 들으면서 걸을 수 있기 때

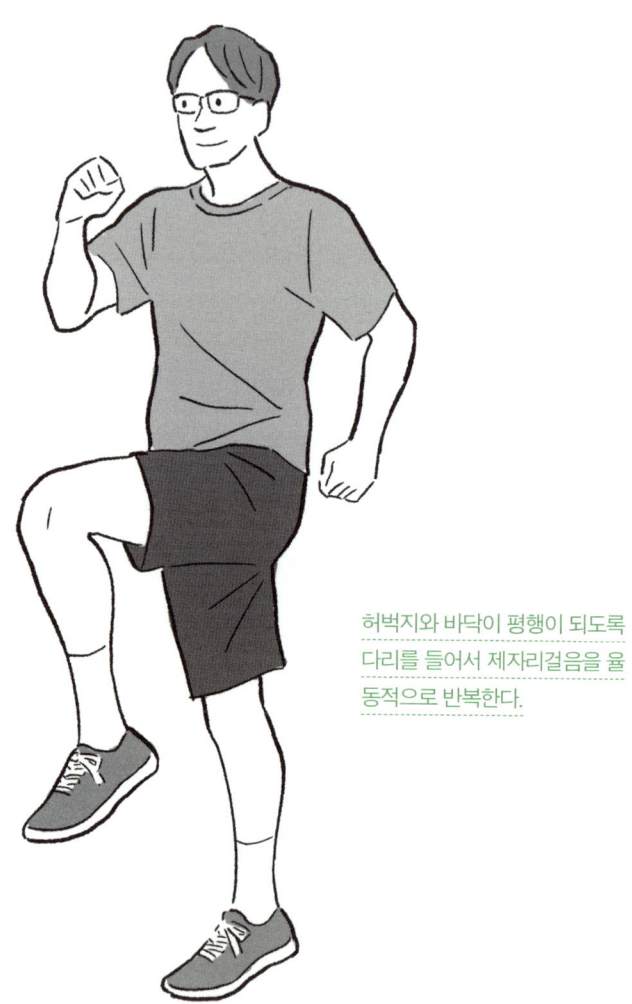

허벅지와 바닥이 평행이 되도록 다리를 들어서 제자리걸음을 율동적으로 반복한다.

문에 나름대로 즐겁습니다. 방이 좁아서 걸어다니기 힘들다면, 그냥 제자리걸음만 해도 됩니다.

하루에 서너 번씩, 총 30~40분 정도 걸으면 약 5,000걸음을 달성할 수 있습니다. 이 정도면 하루의 표준적인 걸음 수라고 할 수 있지요.

운동 전후에는 꼭 스트레칭을!

운동 전에 스트레칭을 하는 것은 매우 효과적입니다. 이것은 재활과 관련된 수많은 학회에서 강력하게 권고하는 사항입니다.

스트레칭이라는 말은 '늘이다'는 뜻인데, **근육의 가동 범위를 최대한 늘인다는 느낌**으로 스트레칭을 하면 좋습니다. 수축에 의한 근력 강화의 효과를 얻으려면 근육의 가동 범위를 가급적 늘이는 것이 중요하기 때문입니다.

스트레칭은 유연성을 향상시키는 작용, 근육의 과도한 긴장을 푸는 작용, 피로회복을 촉진하는 작용, 부상을 예방하는 작용, **휴식 효과** 등이 있습니다. 근육이 원활하게 움직이고 있음을 뇌에 인식시킨다는 의미도 있습니다.

스트레칭을 하지 않고 운동을 시작하면 근육이 생각처럼 움직이지 않을 수도 있고, 근육 파열이나 염증이 생길 수도 있습니다. 또한 운동 후에 스트레칭을 하면 과도하게 흥분한 근육을 가라앉히는 효과도 있습니다.

30~40대에도 '머리로는 하려고 하는데 몸이 따르지 않는다'는 현상이 흔히 일어납니다. 50~60대가 되면 그보다 더하겠지요. 체육대회에서 자신만만하게 이어달리기 경주에 나갔다가 삐끗해서 넘어지거나 근육 파열이 생기는 사례도 많습니다. 자칫 큰 사고로 이어질 수 있으므로 운동 전후에는 꼭 스트레칭을 빼놓지 마시기를 바랍니다.

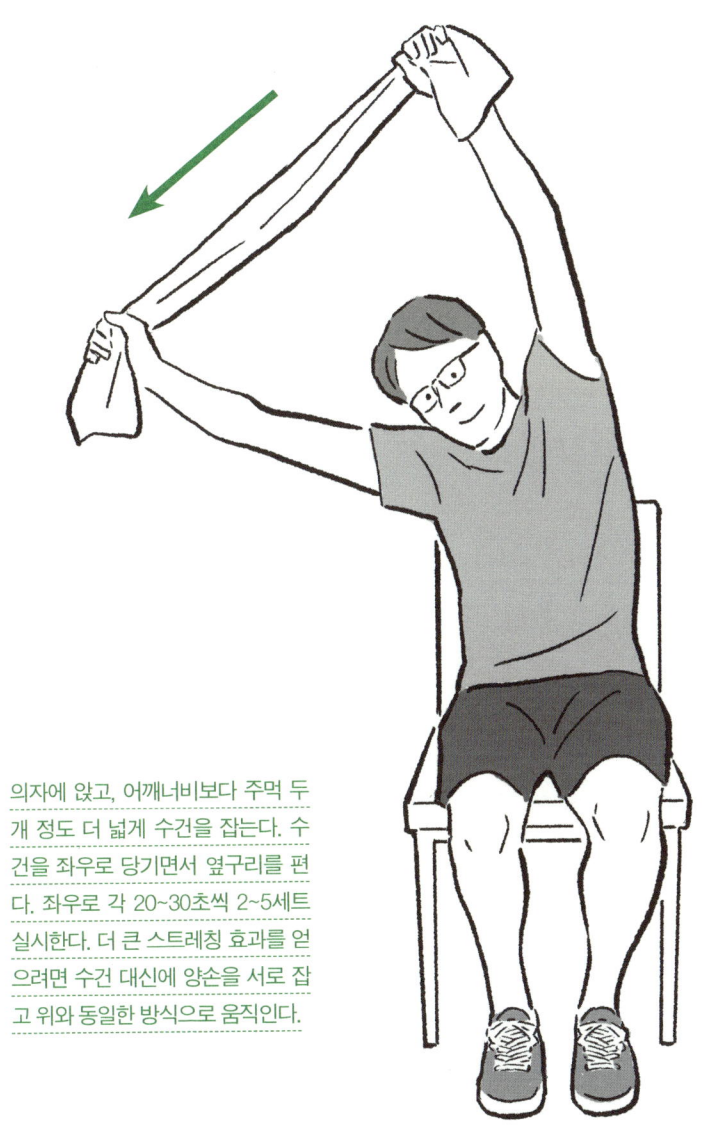

의자에 앉고, 어깨너비보다 주먹 두 개 정도 더 넓게 수건을 잡는다. 수건을 좌우로 당기면서 옆구리를 편다. 좌우로 각 20~30초씩 2~5세트 실시한다. 더 큰 스트레칭 효과를 얻으려면 수건 대신에 양손을 서로 잡고 위와 동일한 방식으로 움직인다.

가뿐하게 '서기'와 '걷기'

무슨 일이든 '꾸준히 하면' 극적인 변화가 찾아온다!

스포츠나 음악 분야에서는 꾸준히 연습하는 사람이 성공합니다. 갑자기 뛰어난 능력을 발휘하는 사람은 매우 드뭅니다. 연습, 성공 체험, 시행착오와 수정을 반복하며 꾸준히 하다 보면 점차 내공이 쌓이고 변화가 찾아오는 것입니다.

일상생활에서도 마찬가지입니다. 여기에서는 꾸준함으로 변화를 일으킨 사례를 소개하겠습니다.

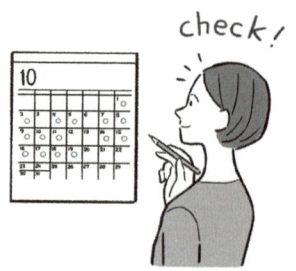

A씨, 60대 남성

"여보, 자세가 많이 안 좋아졌어."

제가 아내에게서 그런 말을 들은 것은 은퇴하고 대부분의 시간을 집에서 보내기 시작한 지 얼마 되지 않았을 때였습니다. 그때는 아직 자세가 나빠졌다는 자각이 없었기 때문에 저는 반사적으로 이렇게 대꾸했습니다.

"그럴 리가 있나!"

하지만 아내는 화난 듯이 말을 이었습니다.

"무슨 소리야? 하루 종일 집에만 틀어박혀 스마트폰만 만지작거리면 자세가 나빠지는 게 당연하잖아! 거울로 당신 모습 좀 봐."

저는 마지못해 큼직한 거울 앞에 누워서 제 모습을 비춰보았습니다. 그랬더니 자신도 깜짝 놀랄 만큼 등이 굽어 있었음을 알게 되었습니다.

얼른 손을 써야겠다고 생각한 저는 도쿄지케이카이의과대학병원 재활과에서 진찰을 받았습니다. 그 결과 자세가 확연히 나빠졌다는 사실이 밝혀졌습니다. 다행히 뼈에는 이상이 없다고 하니 통원할 필요는 없었습니다. 그 대신에 집에서 할 수 있는 운동을 처방받았습니다. 엎드려서 고개를 들어올리는 간단한 운동이었습니다.

진찰을 받은 지 다섯 달이 지났는데, 저는 그 운동을 하루도 빠짐없이 실천하고 있습니다. 힘들지 않은 운동이라서 꾸준히 할 수 있었던 것 같습니다. 지금은 아내에게 칭찬받을 정도로 등줄기가 꼿꼿해졌습니다.

저자의 한마디

A씨는 나빠진 자세를 고치기 위해 우리 병원에서 진료를 받았습니다. 언뜻 봐도 자세가 안 좋다는 것을 금방 알 수 있었습니다. 머리가 앞으로 숙어지고, 목과 등이 굽어 있었습니다. 다만 뼈에는 이상이 없었고, 기존 질환도 없었습니다.

그래서 집에서 할 수 있는 운동을 처방하기로 했습니다. 엎드려서 고개를 들어올리는 운동, 어깨와 몸통을 돌리는 체조, 거울을 보며 올바른 자세를 확인하는 습관 등을 지도했습니다.

그 후 A씨는 의식적으로 등을 펴서 서는 습관을 갖췄고,

지금은 등뼈의 구부러진 상태가 정상 범위 내에 들어갈 정도로 회복했습니다.

> **B씨, 60대 여성**

고관절 통증 때문에 정형외과에서 진료를 받았습니다. 결과적으로 금속 관절을 넣는 '인공 고관절 치환술'이라는 수술을 받게 되었습니다.

수술이 끝나고 무사히 회복해서 2주 뒤 퇴원하게 되었습니다. 하지만 퇴원 시점에는 보행 보조기의 신세를 져야 겨우 걸을 수 있는 상태였습니다. 게다가 가끔 통증도 찾아왔습니다. 그래서인지 퇴원할 때 집에서 매일 할 수 있는 재활 운동을 지도받았습니다.

처음에 집에서는 지팡이 두 개를 짚고 실내를 천천히 걷는 운동부터 시작했습니다. 그러다가 퇴원 후 석 달이 지나자 지팡이 한 개로 걸을 수 있게 되었고, 또 그 두 달 뒤에는 지팡이 없이 외출할 수 있게 되었습니다. 오랜만에 밖에서 친구를 만나서 너무 기뻤습니다.

그렇다고 모든 일이 순조롭게 이루어진 것은 아닙니다. 사라졌다고 생각했던 통증이 갑자기 다시 나타나기도 했습니다. 그럴 때면 움직이기가 귀찮아져서 운동을 하루쯤 건너뛰어도 괜찮지 않을까 하는 유혹도 느꼈지만, '그러면 다시 원상태로 돌아가 버릴 거야. 밖에서 친구를 만나지 못할 거야.'라고 스스로 타이르면서 기어코 몸을 움직였습니다.

그것은 지금도 다르지 않습니다. '지팡이에 의지하는 생활로 돌아가고 싶지 않아. 친구를 매일 만나고 싶어.'라는 생각으로 병원에서 가르쳐준 운동을 집에서 꾸준히 하고 있습니다.

저자의 한마디

B씨가 받은 '인공 고관절 치환술'은 변형성 고관절증이나 류머티즘 관절염 등으로 고관절이 손상되었을 때 받는 수술입니다. 이 수술에서는 손상된 고관절을 인공 관절로 대체합니다. 통증의 원인이 되는 관절을 완전히 제거하기 때문에 통증 없이 안정적인 보행을 할 수 있게 해줍니다.

B씨는 수술 후 비약적인 회복을 보였고, 1주 후에 보행 보조기를 사용해서 걸을 수 있게 되었습니다. 이후 완만하게 활동성이 향상되어 2주 만에 퇴원할 수 있었습니다.

다만 퇴원 시점에 B씨는 경사가 있는 바닥에서 넘어지지 않을까 하는 두려움이 있었고 아직 통증도 남아 있었기 때문에, 저는 퇴원 후 집에서 재활 운동을 날마다 하도록 B씨를 지도했습니다.

퇴원 후에는 천천히 회복하는 게 일반적입니다. B씨 역시 시간이 꽤 걸렸지만, 결국에는 순조롭게 회복할 수 있었습니다. 집에서 운동을 꾸준히 한 게 큰 도움이 되었으리라고 자부합니다.

C씨, 70대 여성

저는 4년 전에 인공 고관절 치환술을 양다리에 받았습니다. 수술 자체는 잘 되었고 예후도 좋았지만, 그 후 신장 기능 장애로 인공투석을 받게 되었습니다.

인공 고관절 치환술을 받은 후에는 병원에서 지도받은

대로 간단한 운동을 집에서 실천했습니다. 저 나름대로 노력했지만, 인공투석을 받게 되면서부터 조금만 움직여도 쉽게 피로해져서 운동하는 습관이 자연스럽게 사라졌습니다.

인공투석은 병원에 하루걸러 다니면서 한 번에 3~4시간씩 받아야 합니다. 병원에 다니는 것만으로도 녹초가 되어서 도저히 운동할 기운이 나지 않았습니다. '어쩌다 이 지경까지 되었을까?' 하고 스스로를 탓하게 되면서부터 점차 자신감을 잃고 울적해지는 시간이 많아졌습니다.

그러던 중에 아들이 손자를 포함한 온 가족과 함께 오키나와 여행을 가자는 계획을 세웠습니다.

"엄마도 얼른 걸을 수 있도록 노력해서, 같이 가자."

그 말을 듣는 순간 목표가 생겼습니다. 모두에게 짐이 되지 않도록 재활 운동을 열심히 해야겠다고 다짐했습니다. 그래서 퇴원할 때 지도받았던 운동을 다시 시작했습니다.

운동을 한동안 쉬었기 때문에, 처음에는 집 안에서 걷는 시간을 서서히 늘려나가는 것부터 시도했습니다. 그 후 다리 올리기와 외다리 서기 운동을 추가했습니다.

그렇게 두 달이 흐르자 인공투석을 받기 위해 병원 셔틀버스를 타는 일이 한결 수월해졌습니다. 이전에는 계단을 세 개 정도 오르기도 힘들어했는데 말이지요.

'하면 되는구나! 분명히 효과가 있구나!'

저는 기뻤습니다. 그러자 기분도 점점 긍정적으로 변해 갔고, 우울하기만 했던 인공투석 날에도 병원 셔틀버스 안에서 운전기사와 즐겁게 대화를 나눌 수 있게 되었습니다. 병원에서 인공투석을 받으면서도 간호사에게 제가 먼저 말을 걸기도 했습니다.

그 덕분에 오키나와 가족 여행도 무사히 다녀올 수 있었습니다.

저자의 한마디

C씨는 양쪽 다리에 인공 고관절 치환술을 받았습니다. 예후는 좋았지만, 이후 신장 기능 장애로 인공투석을 받게 되었습니다.

그로 인해 C씨는 체력적으로 완전히 자신감을 잃었고 운동하는 시간이 줄어들었습니다. 아들의 말에 따르면, 퇴원할 때 지도받은 실내 재활 운동에도 흥미를 보이지 않게 되었다고 합니다.

그런데 아들이 오키나와 가족 여행을 권하자, C씨의 마음가짐이 달라졌습니다. C씨는 오키나와에 가는 것을 목표로 삼고 실내 운동을 다시금 실천하기 시작했습니다. 처음에는 집 안에서 걷는 시간을 조금씩 늘려나갔습니다. 그리고 다리 올리기, 외다리 서기 운동을 점차 추가했습니다.

C씨 역시 '꾸준함이 힘이다.'라는 말을 실감케 해준 사람입니다.

D씨, 50대 남성

제 오십견의 통증은 시간이 지날수록 더욱 강해졌습니다. 도쿄지케이카이의과대학병원에 가기 전에 다른 병원에서 진찰받은 적이 있습니다. 그곳에서 체조와 운동 지도를 받았지만, 담당 의사가 "오십견은 그냥 놔두어도 저절로 나아요."라고 해서, 마침 바쁜 업무에 쫓기던 저는 운동도 거의 하지 않았습니다.

저는 컴퓨터 앞에 앉아 서류를 작성하는 일을 주로 합니다. 그런데 언제부터인가 오른쪽 어깨가 올라가지 않게 되었습니다. 팔을 들어올리려고 하면 어깨에 심한 통증이 생겼습니다. 점차 움직이는 것에 두려움을 느끼게 되었는데, 움직이지 않는다고 해서 통증이 가라앉는 것도 아니었습니다. 도저히 참을 수 없어서 결국 도쿄지케이카이의과대학병원을 찾아가게 되었습니다.

의사 선생님의 조언에 따라 집에서는 꾸준히 운동하고, 직장에서는 오른손을 얹어놓는 받침대를 설치해서 최대한 어깨를 쉴 수 있도록 하자, 통증이 차츰 줄어들었습니다.

저자의 한마디

D씨가 우리 병원에 왔을 때 오십견은 상당히 악화된 상태였습니다. 팔을 아주 조금만 들어올려도 심한 통증을 느끼기 때문에 움직이는 것에 두려움을 느낀다고 했습니다. 그래서 두 가지 조언을 해주었습니다.

첫째, 집에서 매일 운동하는 것입니다. 누운 자세에서 양손을 깍지 끼고 머리 위로 천천히 들어올리는 어깨관절 운동을 하도록 지도했습니다.

둘째, 평소에 최대한 어깨를 쉬도록 하는 것입니다. 업무 중에도 어깨를 최대한 안정시키기 위해 오른손을 얹어놓는 받침대를 설치하도록 권고했습니다.

D씨는 우리 병원의 조언에 따라 직장에서 오른손을 얹어놓는 받침대를 설치하고, 집에서 석 달 정도 운동을 지속했습니다. 그 결과 어깨를 상당히 올릴 수 있게 되었고, 통증도 사라져서 움직이는 게 두렵지 않게 되었다고 합니다. 그 소식을 전하는 D씨의 얼굴은 웃는 표정이었습니다.

D씨는 업무 중에 팔을 편안하게 만드는 자세를 취함으로써 어깨의 부하가 줄었고 근육의 염증도 가벼워졌습니다. 그리고 어깨 운동을 꾸준히 반복함으로써 상태가 차츰차츰 개선되었습니다.

E씨, 40대 여성

집에서 낙상 사고를 당한 것을 계기로 운동을 시작했습니다.

저는 반년 전에 암 수술을 받고, 퇴원한 후에도 정기검진을 받고 있었습니다. 수술은 성공했지만 재발의 공포 때문에 발병 전과 마찬가지로 밖에서 사람을 만나기가 꺼려져서 자연스럽게 집에 틀어박혔습니다.

어느 정기검진 날 의사 선생님에게 그런 이야기를 하자, 의사 선생님은 집에서 할 수 있는 운동 프로그램을 만들어주었습니다. 하지만 저는 몸을 움직이려는 의욕이 없어서 운동에 진지하게 임하지 않았습니다.

그러던 어느 날 갑자기 집에서 균형을 잃고 낙상 사고를 당하고 말았습니다. 다행히 크게 다치지는 않았지만, 아직 40대밖에 안 되었는데 낙상 사고를 당한 것은 충격이었습니다. 하체가 매우 약해졌다는 위기감을 느낀 저는 운동에 힘쓰게 되었습니다.

매일 운동을 실천하다 보니 조금씩 체력이 돌아오는 것이 느껴졌습니다. 그렇게 한 달 동안 운동을 꾸준히 하자 '또 넘어지지 않을까?' 하는 두려움이 사라지고, 조금씩 근처 편의점에 가기도 하고 집으로 친구를 부를 수도 있게 되었습니다.

지금은 실내 운동이 완전히 습관화되어 일상생활의 한

부분으로 자리 잡았습니다.

> **저자의 한마디**

　E씨는 암 치료를 받고 집으로 돌아갔지만 이전보다 활동량이 줄어 집에 틀어박히기 일쑤였습니다. 퇴원 후 정기 검진에서 담당 의사로부터 운동을 제안받고 집에서 할 수 있는 운동 프로그램도 작성하여 받았습니다.

　그 운동 프로그램의 내용은 침대 위에서 하는 브리지 운동과 윗몸일으키기, 앉았다 일어나기 운동과 제자리걸음, 만보계를 사용해 목표 걸음 수를 달성하며 걷기 등 활동성을 높이기 위한 것이었습니다.

　처음에는 별로 내키지 않아 했지만, 낙상 사고를 당하고 나서는 열심히 운동을 실천하고 있는 것 같습니다. 한번 습관화하면 꾸준히 하지 않고는 못 배기는 게 운동의 특성이지요.

　E씨의 사례는 건강에 위기감을 느끼면 오히려 의욕적으로 운동에 임할 수 있음을 보여주는 좋은 예입니다.

제2장

관절 가동 범위 넓히기

균형감이 있으면
피로해지지 않고
넘어지지 않는다

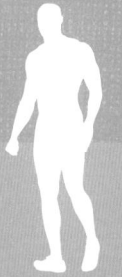

관절을 부드럽게 움직일 수 있다면 일상 동작이 편해진다

　인생의 마지막까지 본인의 힘으로 걸을 수 있다면 먹고, 자고, 이동하는 동작을 다른 누구의 힘도 빌리지 않고 해낼 수 있습니다. 나이가 몇이든 자기 마음껏 원하는 일을 하며 지낼 수 있다는 뜻입니다. 이것이 곧 행복이 아닐까요? 이처럼 '끝까지 본인의 힘으로 걷는 것'은 인생의 행복과 **직결되는 문제입니다.**

　나이가 들면 올바르게 걷기가 의외로 힘들다는 사실을 실감하게 됩니다. 체력이 떨어져서 '올바른 자세'를 취하기가 곤란하기 때문입니다. 결국 누워만 지내는 와병 생활에

빠지기도 합니다.

그렇게 되지 않기 위해서는 50대 초반까지 올바르게 걷는 습관을 기르고 완전히 자기 것으로 만들어야 합니다.

알듯말듯한 '관절 가동 범위'

스포츠나 의료 분야에서 말하는 '스트레칭'은 근육을 양호한 상태로 만들기 위해 늘리는 것을 의미합니다. 그리고 그 **근육의 신장성과 관절 형태에 따라 관절을 최대로 움직일 수 있는 범위가 결정됩니다.** 이것을 관절 가동 범위(range of motion, ROM)라고 합니다.

관절을 움직이는 방법에는 굴곡(flexion)과 신전(extension), 내전(adduction)과 외전(abduction) 등이 있습니다. 그리고 방법마다 건강한 상태에서 자연스럽게 움직일 수 있는 범위가 있습니다. 이 관절 가동 범위는 각도로 나타냅니다. 예를 들어, 어깨관절 굴곡의 관절 가동 범위는 최대 180도입니다. 이것은 팔을 귀에 붙이고 손끝이 천장을 향해 똑바로 뻗었을 때의 각도입니다.

꼿꼿이 서고 양손을 위로 똑바로 올린다. 손끝을 뻗는다.

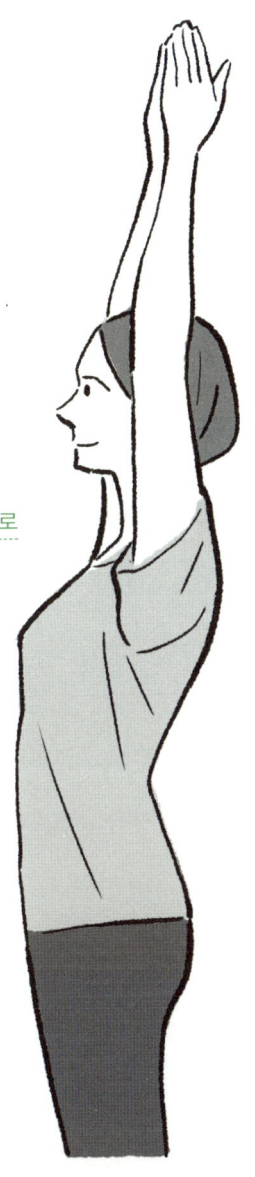

관절 가동 범위 넓히기

하지만 누구나 최대 관절 가동 범위만큼 움직일 수 있는 것은 아닙니다. 나이, 병력, 몸 상태에 따라 그 각도는 줄어들 수 있습니다. **우리가 일상적으로 서거나 앉거나 걸을 때의 팔다리 각도가 반드시 최대라고는 할 수 없다는 뜻입니다.** 나이가 들면서 본인도 모르는 사이에 관절 가동 범위가 좁아지는 경우도 흔합니다.

시험 삼아 79쪽의 그림처럼 어깨관절을 굴곡해봅시다. 어떤가요? **등줄기가 똑바로 펴지고, 목도 구부정해지지 않고, 손이 천장을 향해 뻗어 있다면 괜찮은 것입니다.** 만약 그렇게까지 근육을 늘리지 못한다면 어깨관절의 가동 범위가 좁아졌을 가능성이 큽니다.

일상생활에서는 항상 최대 관절 가동 범위를 사용하지는 않지만, 그렇기 때문에 더더욱 최대 범위로 움직일 수 있도록 확실한 스트레칭을 해줄 필요가 있습니다.

덧붙여, **고관절 굴곡의 관절 가동 범위는 최대 125도입니다.** 이 각도까지 넓히지 못한다면 바닥에 떨어진 물건을 집기 위해 무릎을 구부리기가 힘들어집니다.

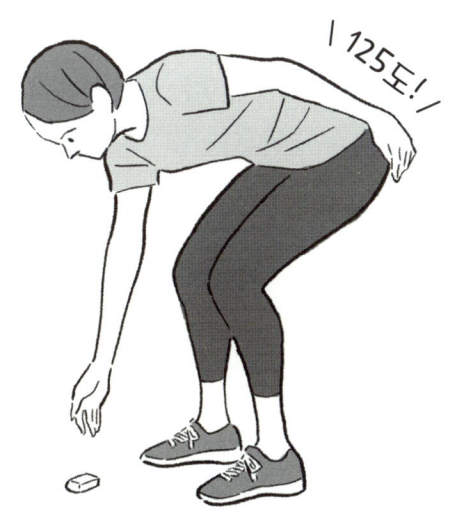

유연성과 안정성이 있으면
쌩쌩하게 움직일 수 있다

유연성에 관해 의료적으로 설명하자면, 관절을 움직일 수 있는 범위가 최대 관절 가동 범위에 가까울수록 '유연성이 있다'고 말할 수 있습니다.

가끔 관절의 움직임이 최대 관절 가동 범위를 넘어서는 사람도 있지만, 그것은 그다지 중요하지 않습니다. 어디까지나 자신의 관절 가동 범위가 어느 정도인지 파악해두는 것이 중요합니다. 그리고 날마다 **자신의 모든 관절을 움직이는 체조를 실시해서 유연성을 높이는 것이 좋습니다.**

또한 안정적인 보행을 하려면 균형이 중요합니다. 서 있을 때 몸이 흔들리지 않을수록 '안정성이 있다'고 말할 수 있습니다. 외다리로 오랫동안 서 있도록 훈련하면 안정성을 높일 수 있습니다.

저에게 재활 치료를 받는 환자들은 보통 외다리 서기를 몇 초밖에 하지 못합니다. 환자들은 몸 상태가 정상이 아니기 때문에 몸의 안정성도 나쁘다고 할 수 있습니다. 자신의 안정성을 파악하려면 외다리로 최대한 서 있을 수 있는 시간을 측정해보면 됩니다.

50대는 1분 동안, 70~80대는 30초 이상 서 있을 수 있다는 통계가 있습니다. 걷는다는 행위는 좌우 다리를 번갈아 가며 외다리 서기를 하는 동작이기 때문에 당연히 외다리 서기 능력은 걷기의 안정성으로 이어집니다.

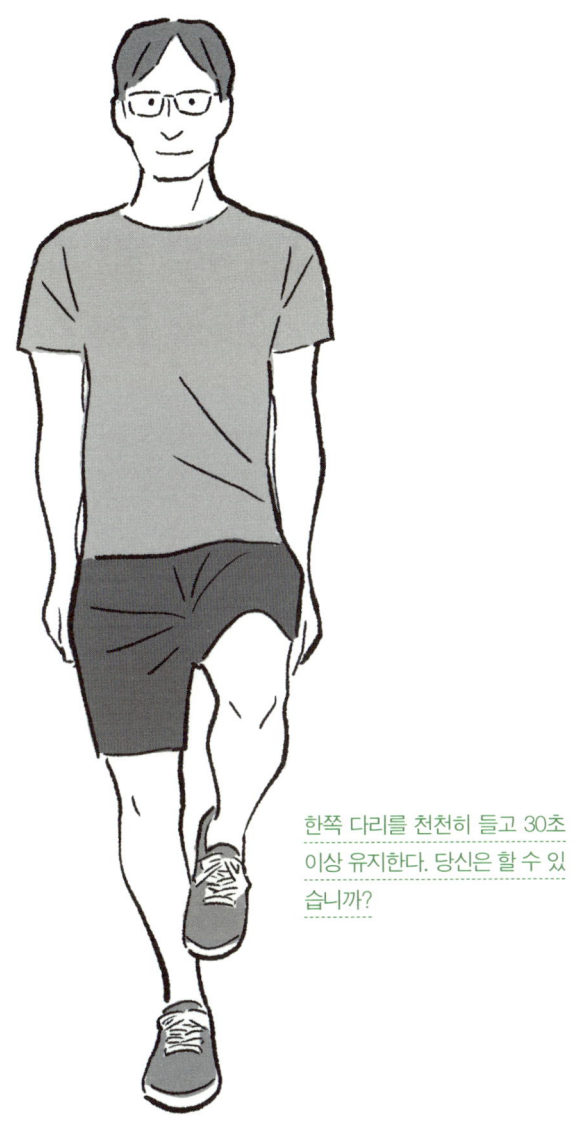

한쪽 다리를 천천히 들고 30초 이상 유지한다. 당신은 할 수 있습니까?

관절 가동 범위 넓히기

이 동작을 제대로 할 수 있습니까?

관절이 어느 정도 움직이는지 직접 확인하는 방법을 소개하겠습니다. 이 방법은 곧 스트레칭 방법과 같기 때문에, 관절 가동 범위도 확인할 겸 정기적인 스트레칭 방법으로 실천하는 것도 좋습니다.

Check 1

어깨관절

팔을 위로 올리는 동작(어깨 굴곡)의 범위는 최대 180도입니다.

어깨 회선(rotation)의 가동 범위는 일반적으로 열중쉬어 동작과 머리카락을 뒤로 묶는 동작으로 확인할 수 있습니다.

열중쉬어 동작에서 손이 허리에 닿았을 때 가슴이 펴지면 어깨 내선(medial rotation)의 범위가 양호하다는 뜻입니다. 머리카락을 뒤로 묶는 동작에서 손이 뒤통수에 닿았을 때 가슴이 펴지면 어깨 외선(lateral rotation)의 범위가 양호하다는 뜻입니다. 오십견에 걸리면 이 동작이 힘들어집니다.

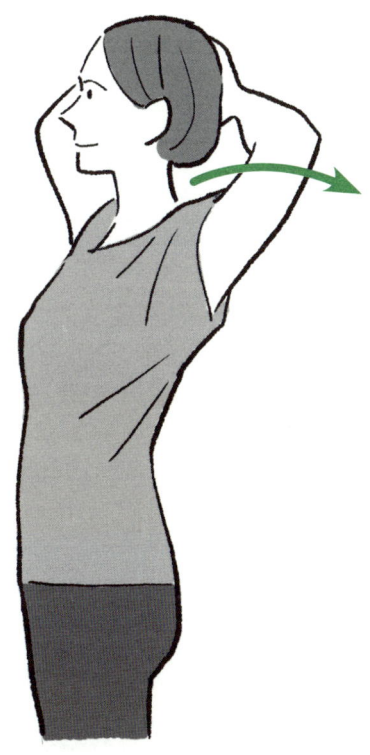

관절 가동 범위 넓히기

Check 2
척주

척주 전굴(앞으로 숙임)의 가동성은 선 자세에서 몸을 앞으로 숙임으로써 확인할 수 있습니다. 예전에 체육 시간에 무릎을 편 채로 손을 바닥에 붙이는 스트레칭 동작을 배운 기억이 있을 것입니다. 지금은 꼭 바닥에 손이 닿을 필요는 없고, 발목을 잡을 수 있을 정도면 충분합니다.

척주 후굴(뒤로 젖힘)의 가동성은 천장을 보려는 듯이 허

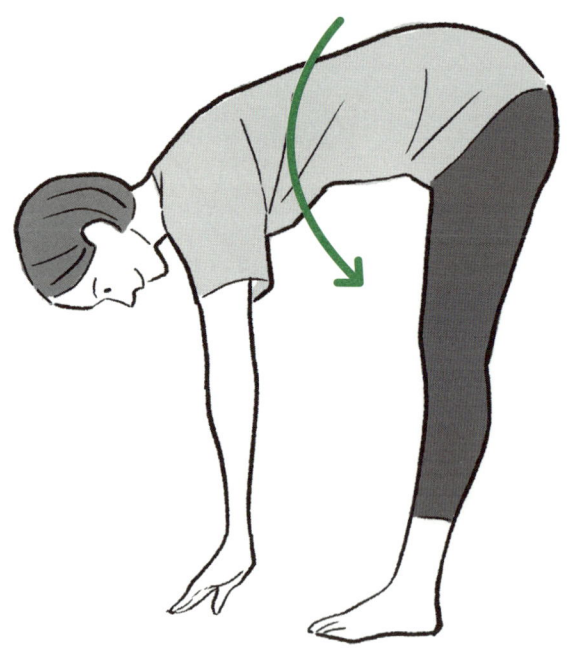

리를 뒤로 젖힘으로써 확인할 수 있습니다. 뒤쪽 벽에 달린 벽시계가 보일 정도로 허리를 젖힐 수 있다면 양호하다고 할 수 있습니다. 균형을 잃고 쓰러질 위험이 있기 때문에 난간 같은 것을 잡고 안전하게 실시하는 것이 좋습니다.

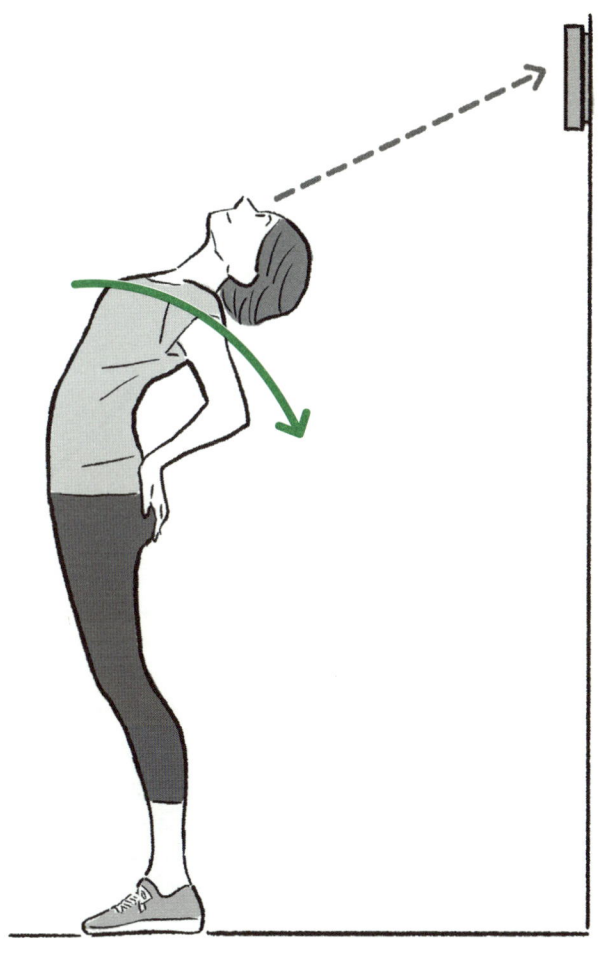

관절 가동 범위 넓히기

척주 회선의 각도를 확인하는 것도 중요합니다. 선 자세에서 골반을 약간 앞으로 기울여서 엉덩이를 뒤로 살짝 내밉니다. 이 상태에서 몸통을 좌우로 비틉니다. 가슴이 옆으로 제대로 돌아간다면 문제가 없다는 뜻입니다.

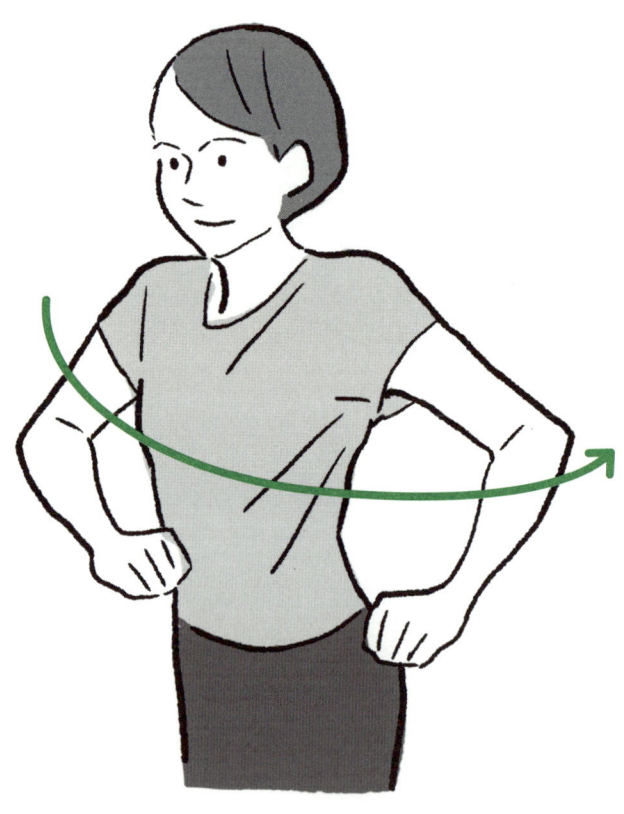

Check 3

고관절

고관절은 굴곡과 신전을 할 수 있습니다.

의자에 앉은 자세에서 몸을 웅크렸을 때 가슴이 허벅지 앞면에 닿으면 굴곡하는 데 문제가 없다는 뜻입니다.

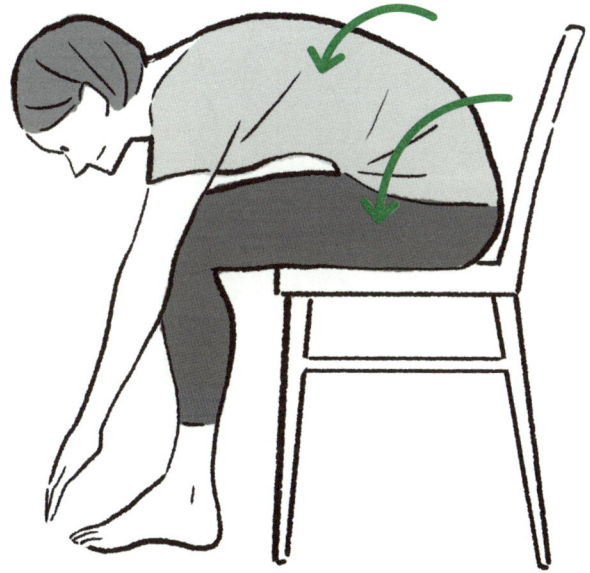

관절 가동 범위 넓히기

또한 선 자세에서 발을 뒤로 한 발짝 뺐을 때 가슴을 펼 수 있다면 신전하는 데 문제가 없다는 뜻입니다. 좌우를 모두 확인해보세요.

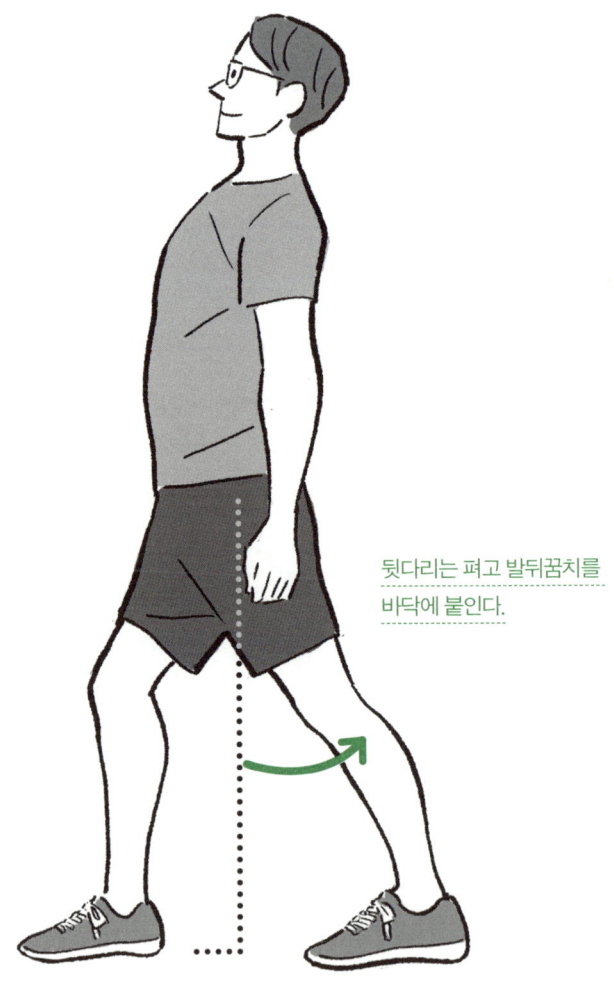

뒷다리는 펴고 발뒤꿈치를 바닥에 붙인다.

Check 4
무릎관절

바닥에 앉은 채 한쪽 다리를 뻗었을 때 무릎 뒤쪽이 바닥에 닿으면 무릎관절 신전이 양호하다는 뜻입니다.

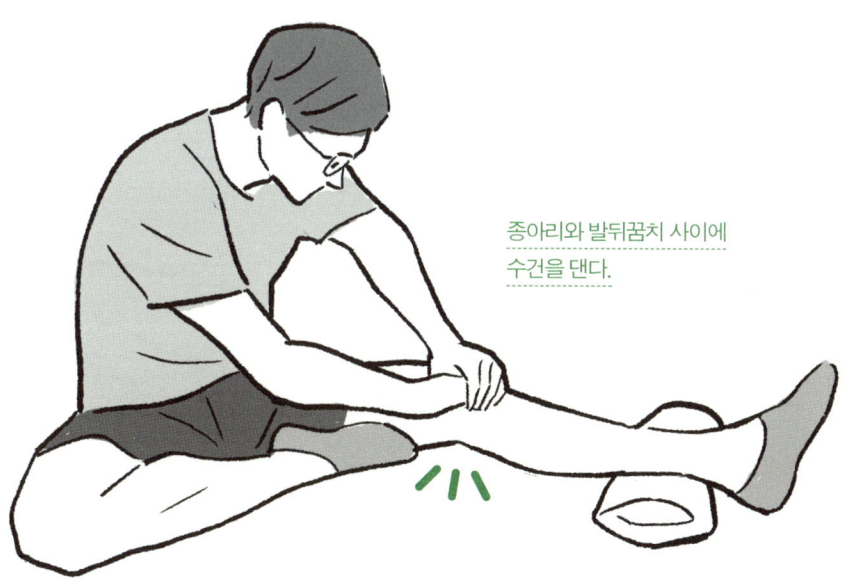

종아리와 발뒤꿈치 사이에 수건을 댄다.

관절 가동 범위 넓히기

엎드린 채 무릎을 구부렸을 때 발과 손이 닿는다면 무릎관절 굴곡이 평균 수준이라는 뜻입니다. 발목을 잡거나 발뒤꿈치를 엉덩이에 댈 수 있는 사람도 적지 않습니다.

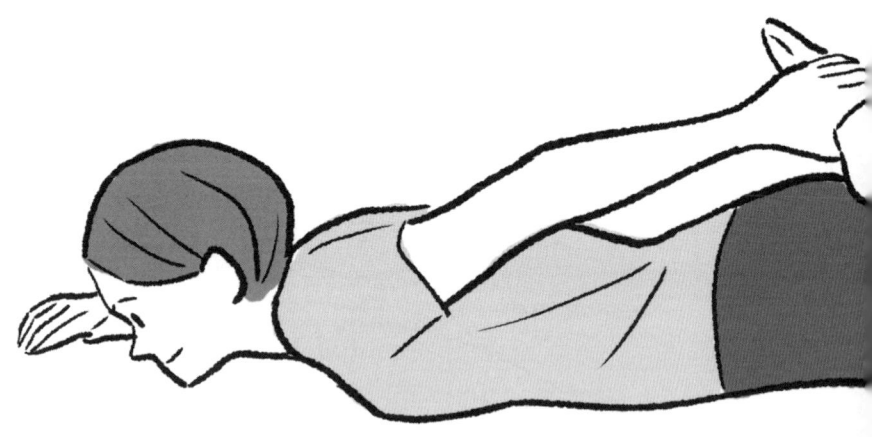

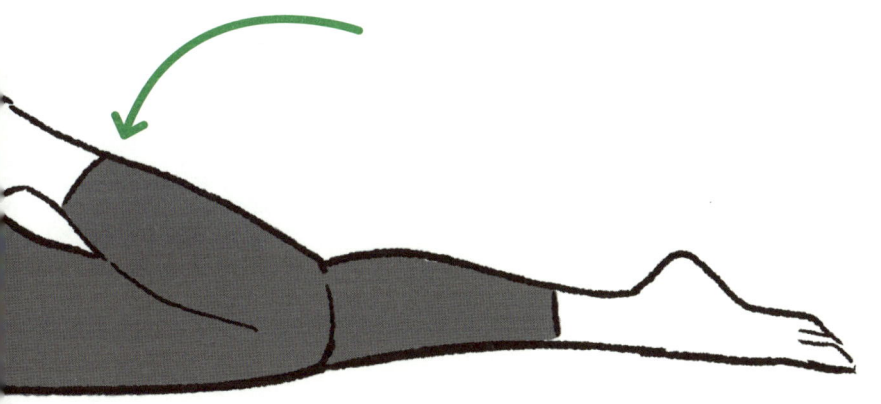

관절 가동 범위 넓히기

발관절

발관절에서는 발끝을 들어올리는 동작을 배굴(dorsal flexion), 발끝을 내리는 동작을 저굴(plantar flexion)이라고 합니다.

바닥에 두꺼운 책을 놓고 그 위에 발끝을 올렸을 때 발끝이 휘어지면서 서 있을 수 있다면 발관절의 배굴에 문제가 없다는 뜻입니다.

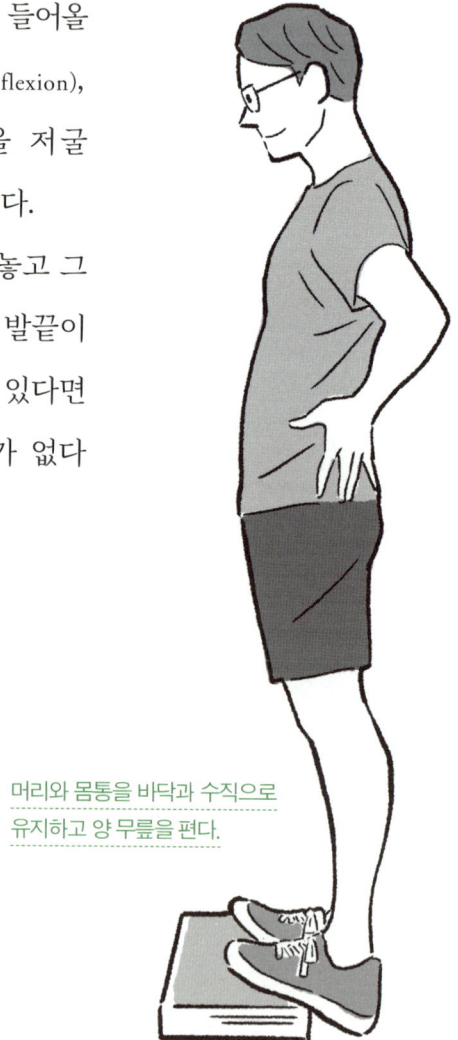

머리와 몸통을 바닥과 수직으로 유지하고 양 무릎을 편다.

의자에 얕게 걸터앉고 무릎을 편 상태에서 등받이에 기댔을 때 발끝이 바닥에 닿으면 발관절의 저굴에 문제가 없다는 뜻입니다.

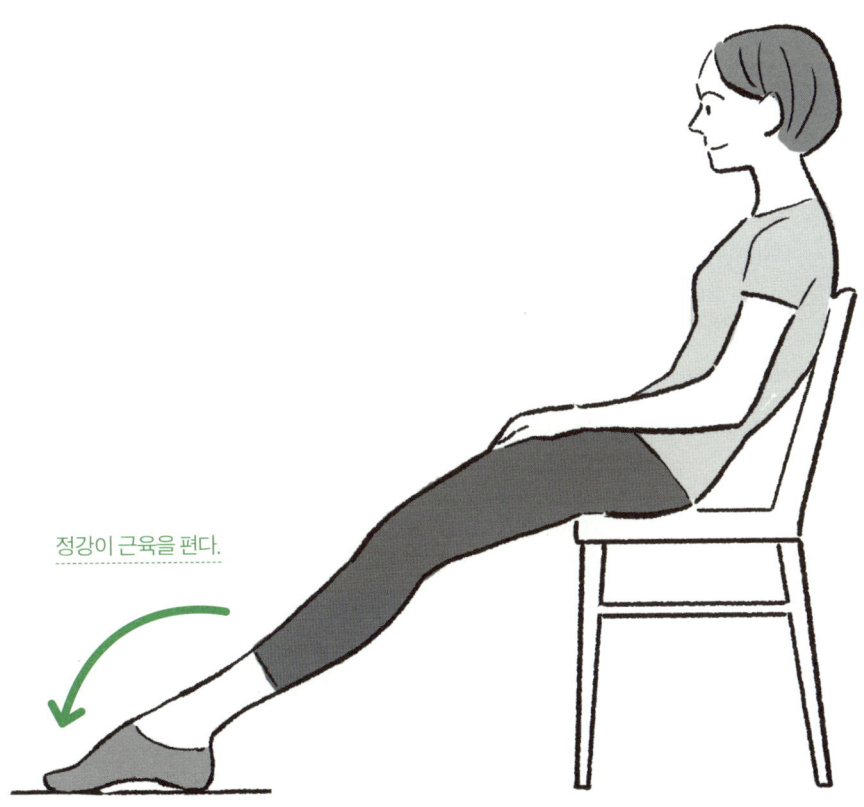

정강이 근육을 편다.

스포츠를 즐기고 싶다면
이 사실을 잊지 마라

우리가 스포츠를 즐길 때의 동작은 **대부분 관절과 연관되어 있습니다.**

예를 들어, **평영으로 수영할 때** 어깨관절의 굴곡과 외선, 고관절의 외전과 외선을 상당히 많이 사용합니다. 또한 숨을 쉬기 위해 얼굴을 물 밖으로 내밀 때는 목의 충분한 신전 가동 범위가 필요합니다.

테니스를 칠 때는 어깨관절의 수평 내전(horizontal adduction)과 수평 외전(horizontal abduction), 전완의 회내(pronation)와 회외(supination), 손관절의 온갖 관절 운동이 끊임없이 사용됩니다. 테니스는 좌우로 달리는 동작이 많습니다. 대부분의 경우 상체를 상대방 쪽으로 향한 채 하체를 비틀어 달리기 때문에 몸통의 충분한 회선이 필요합니다. 소프트테니스에서는 손관절의 배굴(dorsal flexion)과 장굴(plantar flexion)을 많이 사용합니다.

골프는 어깨관절과 몸통의 돌림, 즉 척주의 회선을 크게 사용하는 스포츠입니다. 또한 어깨관절의 수평 내전과 수평 외전에도 신경을 써야 합니다.

축구, **조깅**, **마라톤** 등에서는 달리기 위해 필요한 관절 가동 범위가 중요합니다. 하지만 항상 최대 각도가 요구되는 것은 아닙니다. 모든 관절의 움직임을 적절하게 사용하는 것이 핵심입니다. 특히 걷기 운동에서는 관절 가동 범위가 더 좁아집니다. 축구처럼 공을 차는 스포츠에서는 고관절과 발관절의 가동성이 높아야 합니다.

등산할 때는 오르막길을 오르기 위해 발관절의 충분한 배굴이 필요합니다.

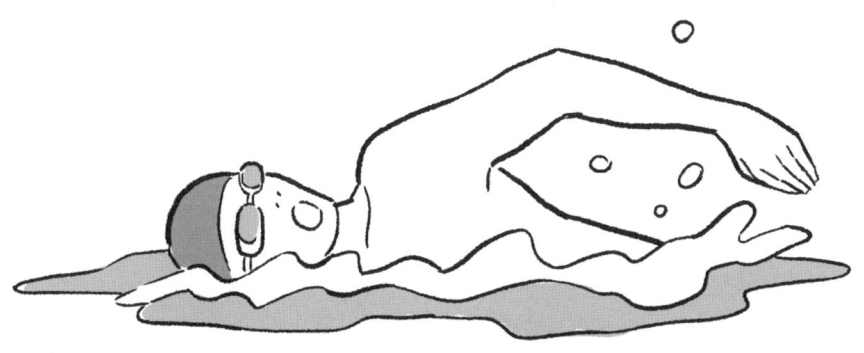

관절 가동 범위 넓히기

또한 가정주부가 일상적인 집안일을 할 때도 의외로 최대 가동 범위에 가까운 동작이 필요할 때가 있습니다. 예를 들어, **빨래를 너는 동작**입니다. 빨랫줄에 빨래를 널려면 팔을 120~145도 정도 들어올려야 합니다. 그와 동시에 등을 쭉 펴는 자세를 취해야 하기 때문에 상당히 힘든 동작입니다.

그리고 대표적인 집안일인 **바닥에 이불 깔기**도 고관절을 최대 범위로 구부려야 가능한 일입니다. 바닥에 깔린 매트를 정리하거나 바닥에 떨어진 물건을 줍는 일에서도 고관절의 역할은 중요합니다.

삐걱대는 몸은 가라!
유연한 관절을 만드는
스트레칭

나이가 들수록 관절 가동 범위가 좁아져가기 마련인데, 그 흐름을 저지하려면 스트레칭을 하는 것이 좋습니다. 근육의 크기에 따라 다르겠지만, 일반적으로 스트레칭은 근육을 늘린 상태로 2~3분 정도 유지하는 방법이 가장 효과적입니다. 여기에서는 주요 스트레칭 방법을 소개하겠습니다.

어깨관절 스트레칭

① **양손을 깍지 끼고 머리 위로 올립니다.** 그러면 어깨와 견갑골이 움직일 것입니다. 어깨관절은 180도, 즉 손이 천장을 향해 수직이 될 때까지 들어올리는 게 표준입니다. 팔을 쫙 펴서 멈추는 것이 효과적입니다. 누운 자세에서 실시하면 더 편합니다. 팔꿈치관절을 잘 펴주는 게 핵심입니다.

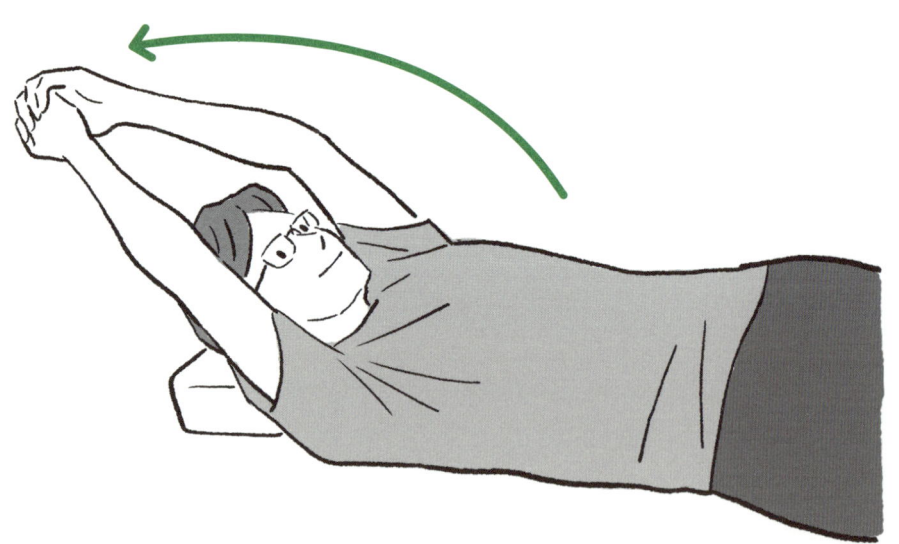

② 한쪽 팔로 반대쪽 팔꿈치를 감싸고 끌어당깁니다. 이것은 수평 굴곡(horizontal flexion) 운동이며, 견갑골의 활동성을 높입니다. 이 동작은 팔뚝(어깨에서 팔꿈치까지)과 가슴 사이에 주먹이 하나 들어갈 정도로 바짝 당기는 것이 표준입니다. 그 상태로 2~3분 유지합니다. 좌우를 번갈아 가며 실시합니다.

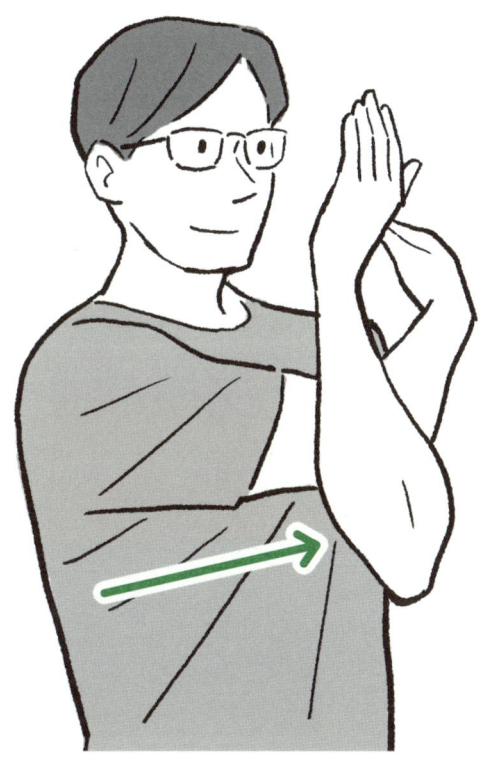

③ 양손을 등 뒤에서 깍지 끼고 위로 들어올립니다. 대흉근과 늑간근에 스트레칭 효과가 있습니다. 이것은 어깨의 신전 운동이며, 50도 정도 들어올리는 것이 표준입니다. 양손을 동시에 들어올리는 것이 중요한데, 등이 굽었으면 하기 어려운 동작입니다.

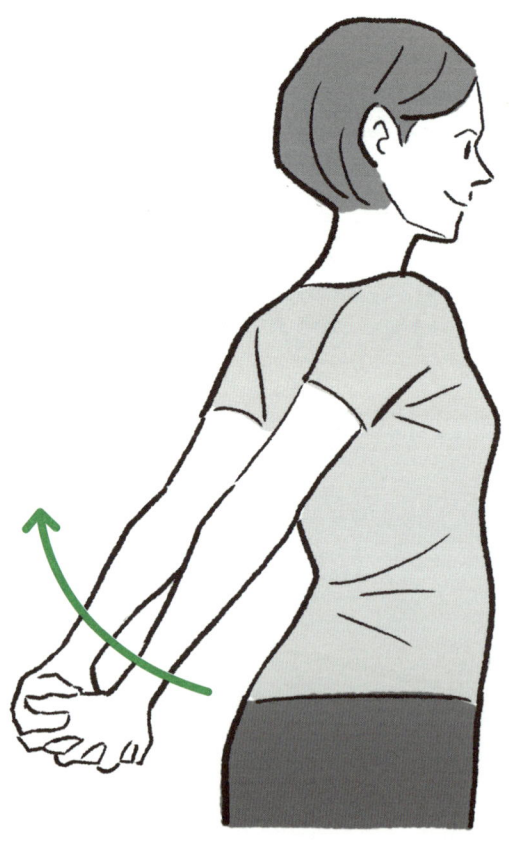

④ **머리를 묶듯이 양손을 뒤통수에 댑니다.** 그 자세에서 팔꿈치를 바깥쪽으로 벌립니다. 최대한 벌렸으면 이번에는 눈앞에서 두 팔꿈치를 서로 닿도록 합니다. 이 동작으로 견갑골과 어깨의 회선근을 스트레칭할 수 있습니다.

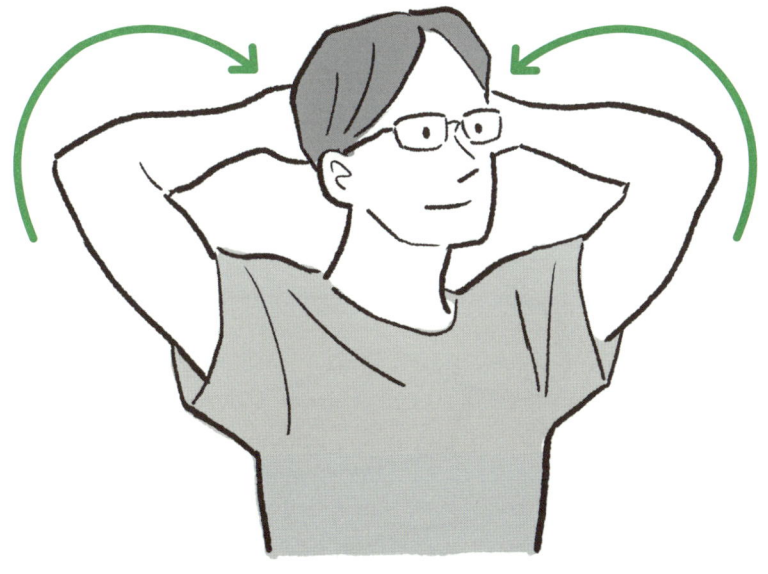

⑤ 손목을 힘껏 젖히는 배굴 운동을 합니다. 손가락도 최대한 폅니다.

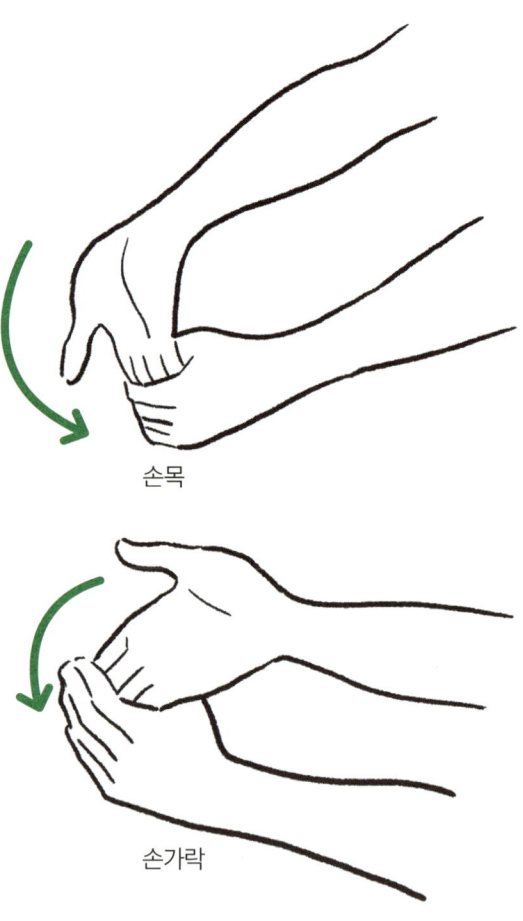

손목

손가락

몸통 스트레칭

① **먼저 엎드립니다.** 등이 굽어진 사람은 엎드리는 것만으로도 충분한 스트레칭이 됩니다. 그림처럼 팔꿈치로 바닥을 짚고 천장을 올려다봅니다. 이 움직임으로 대흉근과 복근 등 몸을 앞으로 숙이는 데 관여하는 근육들이 스트레칭됩니다.

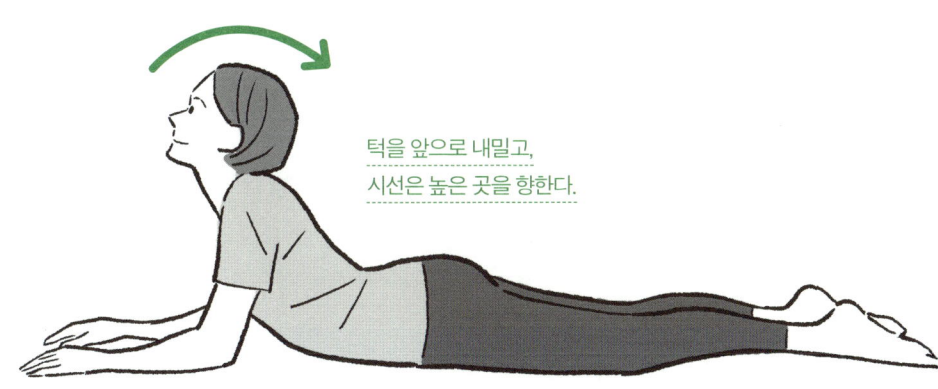

턱을 앞으로 내밀고,
시선은 높은 곳을 향한다.

② **의자에 앉아 몸통을 돌립니다.** 누운 자세에서 몸통을 돌려도 됩니다. 이것은 흉복부의 회선근을 스트레칭하는 방법입니다. 몸통 회선의 표준적인 가동 범위는 좌우 각각 40도입니다. 이 회선 각도가 좁아지면 통나무처럼 빳빳한 자세로 걷게 되고 방향을 바꿀 때 균형을 잃을 우려가 있습니다.

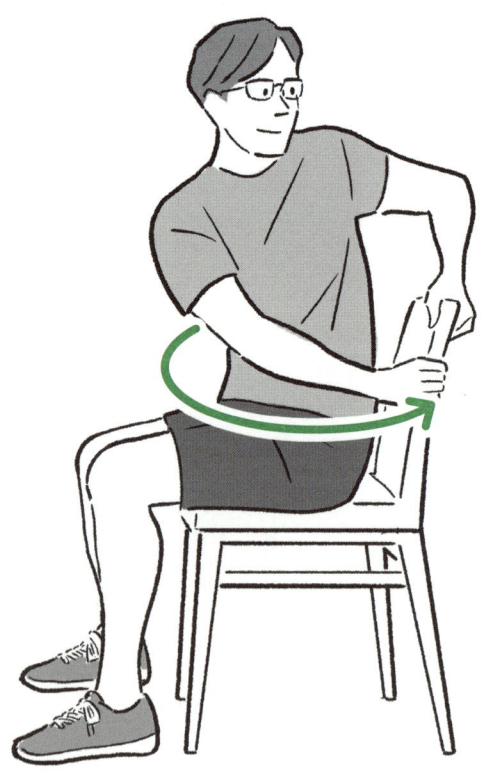

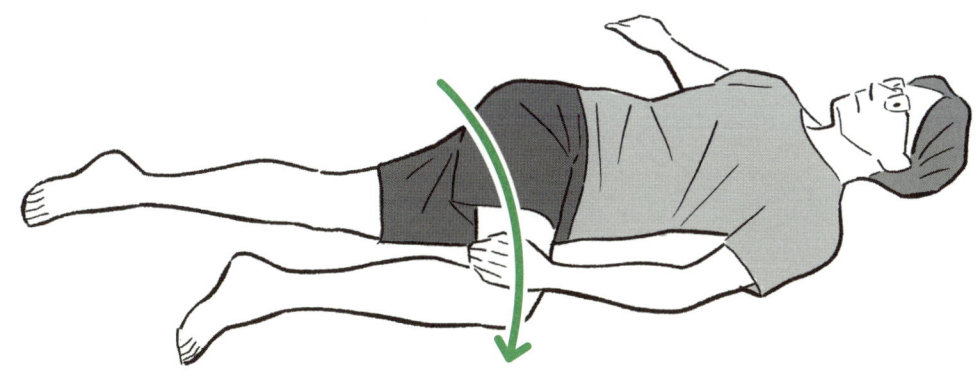

똑바로 누운 상태에서 한쪽 무릎을 반대쪽으로 넘겨 손으로 누른다. 얼굴과 가슴은 천장을 향한다.

③ 다리를 끌어안고 등을 둥글게 말면 등 근육의 스트레칭이 됩니다. 초기 요통을 줄일 수 있는 유명한 방법입니다.

무릎을 껴안고 가슴에 허벅지를 갖다 댄다.

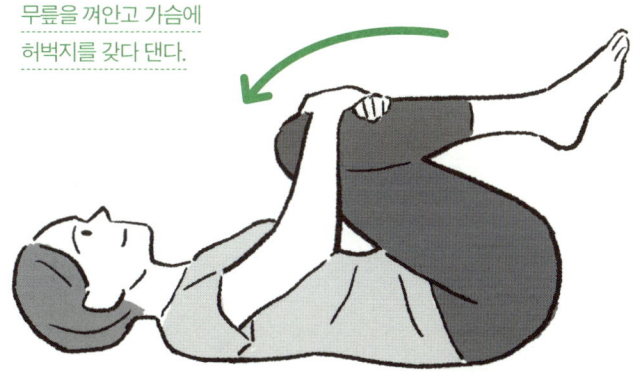

관절 가동 범위 넓히기

고관절 스트레칭

① 누운 자세로 무릎을 껴안습니다. 대둔근이 스트레칭됩니다.

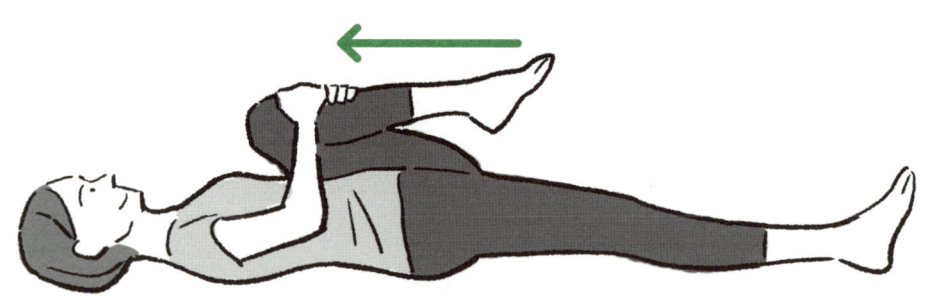

한쪽 무릎을 껴안고 가슴에 허벅지를 갖다 댄다. 다른 쪽 다리는 똑바로 펴 놓는다.

② **누운 자세에서 한쪽 다리를 반대쪽으로 넘깁니다.** 고관절 바깥쪽의 중둔근과 허리 주변 근육을 스트레칭할 수 있습니다. 중둔근은 외다리 서기를 할 때 골반을 수평으로 유지하는 데 중요한 근육입니다.

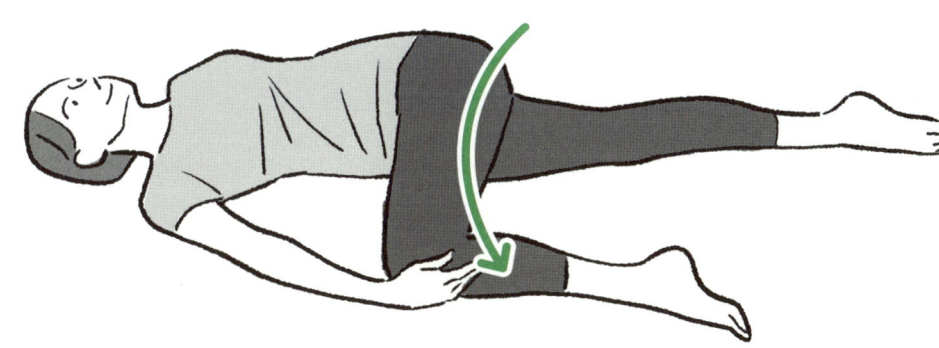

왼쪽 무릎을 고관절 위에서 구부리고 오른쪽으로 당긴다. 오른손으로 왼쪽 무릎을 누르고 얼굴을 왼쪽으로 돌린다. 오른쪽 다리는 편안하게 쭉 뻗는다. 왼팔은 옆으로 펴놓는다.

③ **고관절을 굽히는 장요근을 늘립니다.** 무릎을 꿇은 자세로 한쪽 다리를 앞으로 내딛고 그 다리에 체중을 싣습니다. 그러면 뒷다리의 장요근이 스트레칭됩니다.

'장요근'은 상체와 하체를 연결하는 근육이며, 선 자세에서 무릎을 들어올릴 때 주된 역할을 하는 근육이기도 합니다. 그러므로 무릎을 들어올리는 동작을 연속적으로 이어가는 걷기 운동에서도 꼭 필요한 근육입니다. 만약 **장요근의 근력이 떨어지면 바닥에서 다리를 들어올리기가 힘들어집니다.** 그러면 어쩔 수 없이 발로 바닥을 질질 끌면서 걷거나, 상체를 뒤로 젖혀서 다리를 억지로 공중으로 들어올리려고 하며 걷게 됩니다. 이런 잘못된 걸음걸이가 지속되면 등 모양이 변형되고 맙니다.

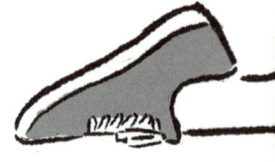

왼쪽 다리를 한 걸음 앞으로 내밀고 무릎을 직각으로 구부려 허리를 낮춘다. 오른쪽 무릎도 구부려서 바닥에 붙이고 고관절이 늘어난 상태를 유지한다.

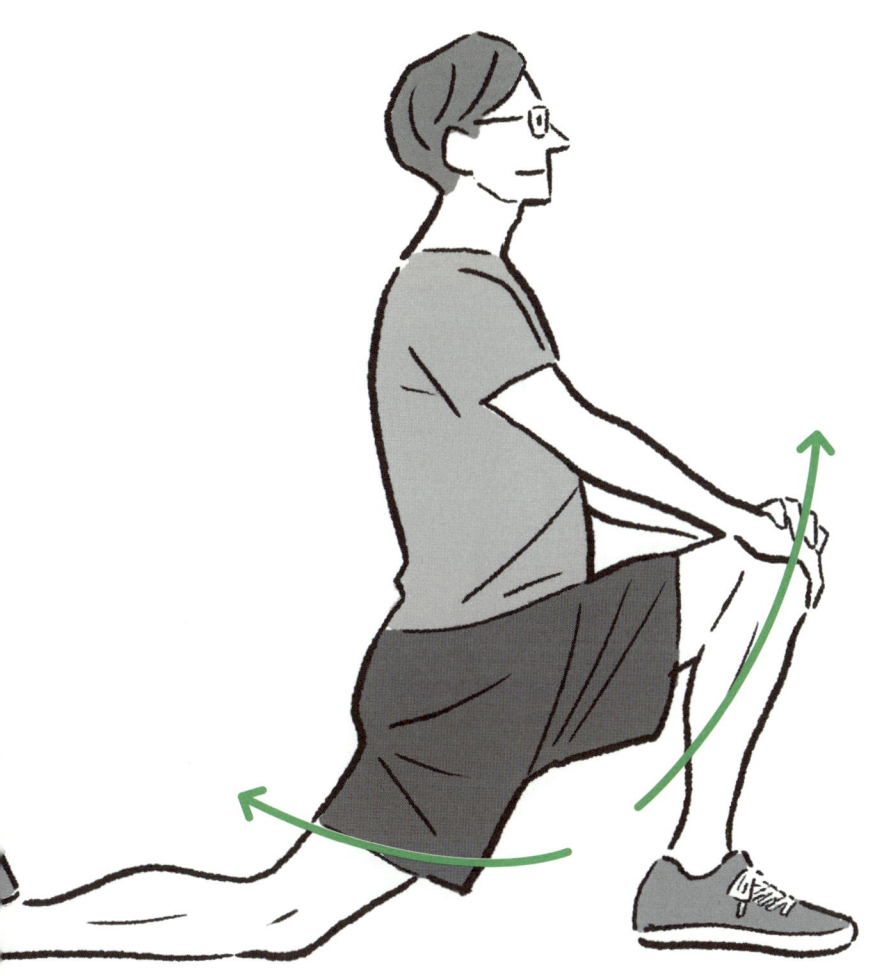

관절 가동 범위 넓히기

무릎관절 스트레칭

① 다리를 쭉 펴서 앉고 한쪽 무릎을 구부립니다. 대퇴사두근의 스트레칭입니다.

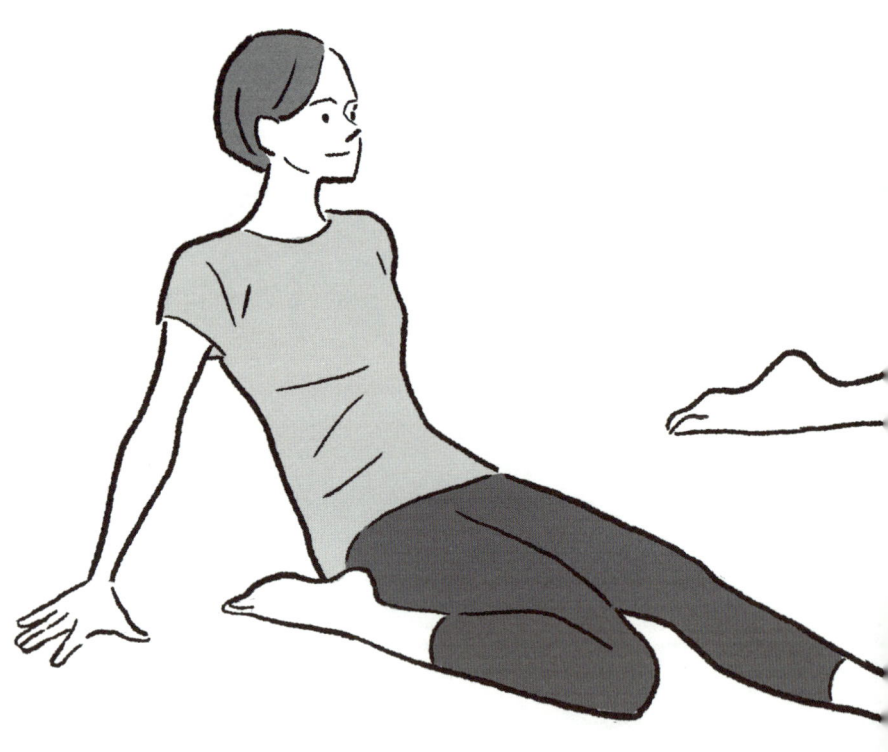

② 엎드린 상태에서 무릎을 굽히고 발목을 잡습니다. 이 동작으로도 대퇴사두근의 스트레칭을 할 수 있습니다.

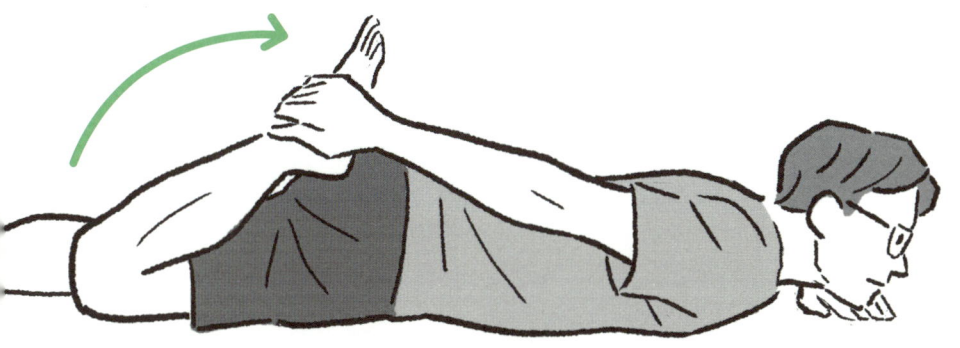

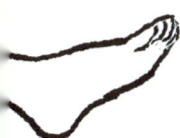

③ 의자에 앉은 자세에서 한쪽 무릎을 쫙 펴고 양손으로 그 무릎을 살짝 누릅니다. 그러면 무릎 뒤쪽이 늘어나서 햄스트링이라는 허벅지 뒤쪽 근육을 스트레칭할 수 있습니다.

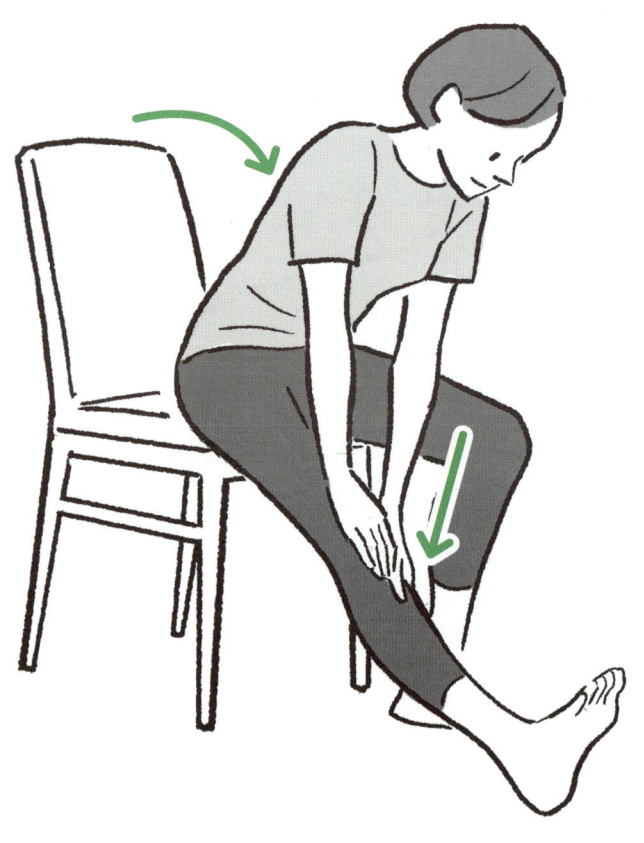

발관절 스트레칭

① 벽에 손을 대고, 발뒤꿈치가 바닥에서 떨어지지 않도록 하며 종아리를 쫙 폅니다.

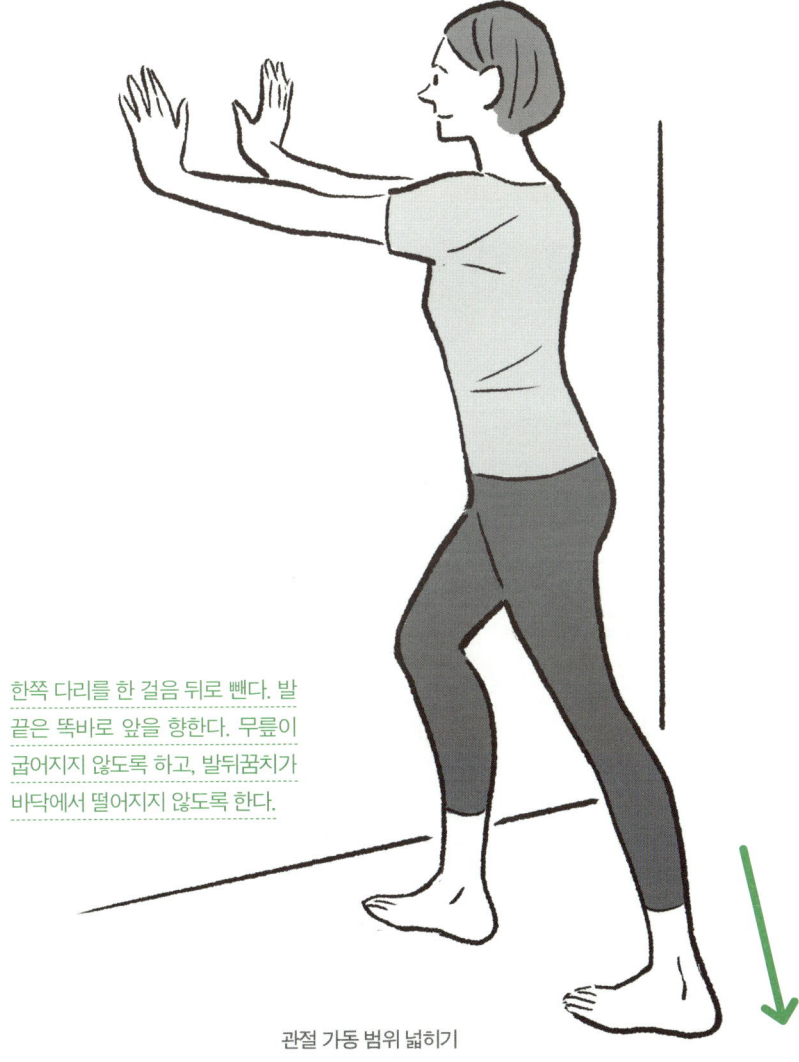

한쪽 다리를 한 걸음 뒤로 뺀다. 발끝은 똑바로 앞을 향한다. 무릎이 굽어지지 않도록 하고, 발뒤꿈치가 바닥에서 떨어지지 않도록 한다.

관절 가동 범위 넓히기

② 의자에 앉아 한쪽 발을 반대편 허벅지에 올려놓고 손으로 **발목을 돌립니다.** 특히 발가락은 평소에 스트레칭할 기회가 좀처럼 없는 부위입니다. 발가락 사이에 손가락을 넣고 발가락을 꼼꼼히 펴가면서 스트레칭해줍니다.

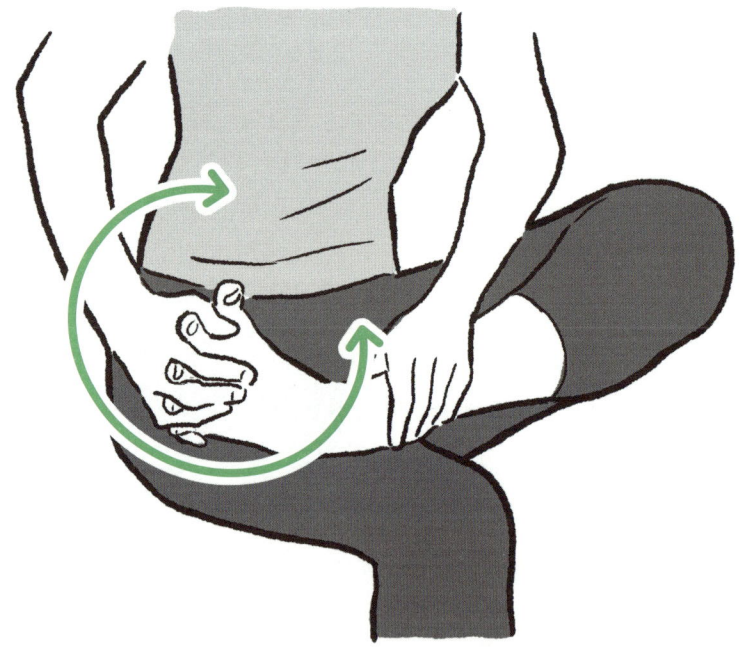

제3장

골밀도와 골질 높이기

뼈가 튼튼해야
골절을 피할 수 있다

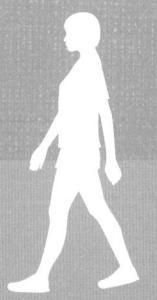

골절이 다발하는 나이가 되기 전에 미리미리 골다공증 예방을

뼈는 다른 기관과 마찬가지로 늘 활발한 신진대사가 이루어지고 있습니다. 즉 뼈는 항상 '골흡수(파괴)'와 '골형성(재생)'을 반복하고 있는 것입니다. 일반적으로 이 골대사의 주기는 약 4개월이라고 하며, 젊은 사람의 경우 1년 동안 전체 뼈의 20~30%가 다시 태어납니다. 구체적으로 말하자면, 뼈는 파골세포에 의해 분해되고 조골세포에 의해 재생됩니다.

골대사가 정상적으로 이루어진다면 파괴되는 뼈와 새로 만들어지는 뼈의 양은 1대1로 유지되며 전체 골량에 변화가 일어나지 않습니다.

그런데 나이가 들면서 골대사의 균형이 무너지고 파골세포의 기능이 조골세포의 기능을 앞서게 되면, **골량이 줄어들고 뼈에 구멍이 숭숭 뚫려서 약간의 충격으로도 쉽게 골절되는 골다공증**에 걸리고 맙니다.

운동은 뼈를 강하게 한다

고령자가 골절을 예방하려면 게이트볼 같은 운동이나 하루 8,000걸음 정도의 산책을 해야 합니다. 운동을 해야 하는 이유는 **뼈를 튼튼하게 만들려면 뼈에 중력 자극을 주어야 하기 때문**입니다. '운동을 통한 중력 자극', 이것이 뼈를 튼튼하게 만들기 위한 필수 요소입니다.

뼈에 부하가 걸릴수록 뼈를 만드는 세포가 활발해지고 강해지는 성질이 있습니다. 그러므로 걷기 운동, 계단 오르기, 외다리 서기, 스트레칭 등 모든 종류의 운동이 뼈를 단단하게 만듭니다.

그러나 무릎이나 허리에 통증이 있는 사람에게 무작정 여러 가지 운동을 하라고 주문하는 것은 현실적으로 힘듭니다. 근력이 약한 사람이나 쉽게 넘어지는 사람은 각별히 조심해야 합니다. 평소에 복용하는 약 때문에 운동할 때 어지러움을 느낄 수도 있습니다. 각자의 상황에 따라 자신에게 맞는 운동을 조금씩이라도 꾸준히 해나가는 것이 중요합니다.

뼈가 약한 사람은 성실히 치료받는 한편으로 골절의 위험을 줄이는 환경을 조성하도록 노력해야 합니다. 젊을 때부터 골다공증에 대한 대책을 고민하고 뼈를 튼튼하게 만드는 방법을 익혀야 합니다.

무시무시한
'골다공증성 척추골절'

『골다공증 예방과 치료 가이드라인 2015년판』에 따르면, 일본의 골다공증 환자 수는 남성 300만 명, 여성 980만 명입니다. **60세 이상에서는 무려 절반 이상이 골다공증**인 것으로 추정되는데, 그중 치료를 받는 사람은 여성 5%, 남성 1%에 불과합니다. 치료받는 사람이 왜 이리 적을까요?

두 가지 이유가 있습니다. 첫째, '나이가 들었으니 어쩔 수 없지.', '조금 더 상태를 지켜볼까?'라는 식으로 안이하게 생각하는 사람이 많기 때문입니다. 둘째, '딱히 치료 방법이 없는 병 아닐까?'라고 오해하는 사람이 많기 때문입니다.

하지만 골다공증은 하룻밤 자고 일어나면 낫는 병도 아니고, 상태를 지켜본다고 저절로 좋아지는 병도 아닙니다. 나이가 들었다고 해서 누구나 겪어야 하는 숙명적인 병은 더더욱 아닙니다.

게다가 본인도 모르는 사이에 발생하는 척추골절의 60%는 통증 없는 취약성 골절(작은 외력에 의해 일어나는 골절)입니다. 그러므로 **아프지 않다고 해서 그냥 내버려두면 어느샌가 등이 둥그스름하게 굽은 상태로 걷는 자신을 발견하게 됩니다.**

그뿐만이 아닙니다. 척추골절을 처음 발견했을 때 치료하지 않으면 **1년 안에 20~30%의 확률로 또 다른 척추골절이 발생합니다.** 마치 도미노가 순차적으로 쓰러지는 듯한 상황이 되어 시간이 갈수록 점점 등이 굽어져 버립니다.

통증 없는 척추골절까지 신경 써야 하는 이유는 무엇일까요? 추체의 압박 골절이 있으면 대퇴골 경부 골절의 발생 위험이 커지기 때문입니다(Black D. M. et al., J. Bone Miner Res., 14(5):821, 1999).

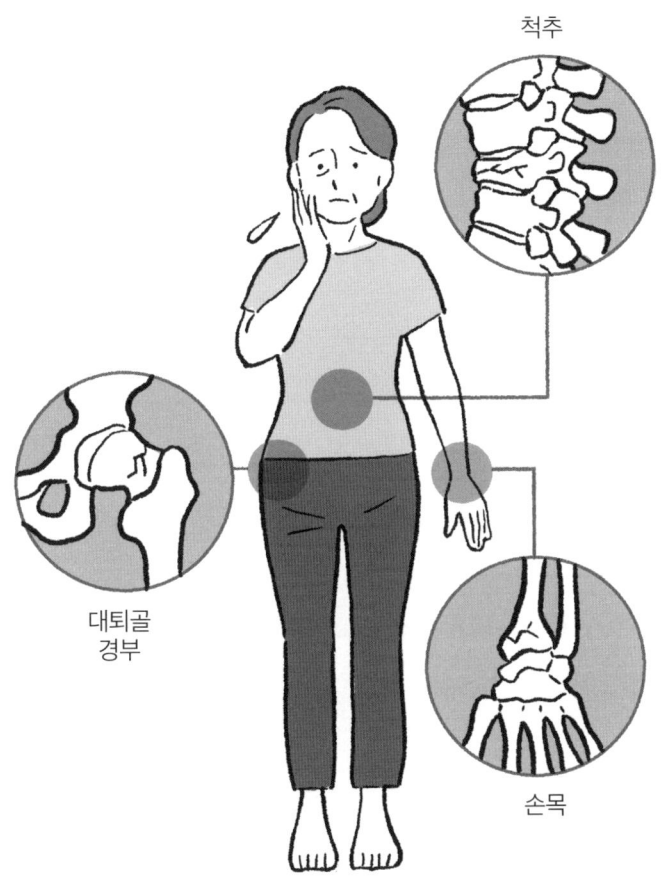

척추골절이나 대퇴골 경부 골절을 당한 사람은 골절 후의 생존율이 골절을 입지 않은 사람보다 낮아집니다. 일찍 사망할 위험이 높아진다는 뜻입니다. 이것은 생각보다 심각한 일입니다.

하지만 대퇴골 경부 골절을 당했을 때 연쇄적인 골절을 예방하기 위해 비스포스포네이트(bisphosphonate, 골다공증 치료제)를 사용해서 치료하면 골절 방지 효과도 거둘 수 있고, 사망 위험도 28% 줄어든다는 데이터도 있습니다(Lyles K. W. et al., N. Engl J. Med., 357, 2007).

물론 처음부터 골절당하지 않는 게 가장 좋겠지만, 얼마나 빨리 골절을 발견하느냐도 중요합니다. 추체 골절을 발견하기 위해서는 엑스레이로 촬영하는 방법 외에 키가 얼마나 줄었는지 확인하는 방법, 양팔 너비(양팔을 수평으로 벌렸을 때 한쪽 손가락에서 다른 쪽 손가락까지의 길이)와 키의 차이로 판단하는 방법도 있습니다(보통 ±5cm).

키가 4cm 줄어들면 74%의 확률로 추체 골절이 나타나고(Kamimura M., Sci. Rep., 2016), 양팔 너비와 키의 차이가 5% 이상 나면 중증 압궤로 인한 추체 골절이 많아집니다(Watanabe R., Saito M., Osteop Int., 2018).

골밀도가 70% 이하로 줄면
노화가 진행되고 있다는 의미

126쪽의 표는 요추와 대퇴골 경부의 골밀도를 연령대별로 나타낸 것입니다. 나이가 들수록 골밀도가 점점 작아지고 있음을 알 수 있습니다. 특히 여성의 경우 폐경 후에 호르몬의 변화로 골밀도가 급격히 떨어지게 됩니다.

YAM(young adult mean)은 20~44세의 젊은 성인을 대상으로 측정한 골밀도의 평균을 활용한 지수입니다. YAM 70% 이하인 경우 골다공증의 가능성이 있습니다. 그런데 최근의 연구에서 남성은 YAM 80%에서도 골절 위험성이 증가하며, 여성보다 높은 골밀도에서도 골절을 잘 당하는 것으로 밝혀졌습니다(Yamamoto M., J. Bone Miner Res. 24:702-709, 2009). 따라서 남성은 더 엄격한 기준으로 골다공증 치료 여부를 판단해야 합니다. 뼈를 강하게 만드는 약으로 치료받으면 1년 후의 골절 방지 효과는 50% 이상입니다.

우리는 임상에서의 치료 효과를 파악하기 위해 NNT(number needed to treat)라는 지표를 사용합니다. NNT는 '치료 필요 사례 수'라고 하며, 한 명의 치료 효과를 얻기 위해 몇

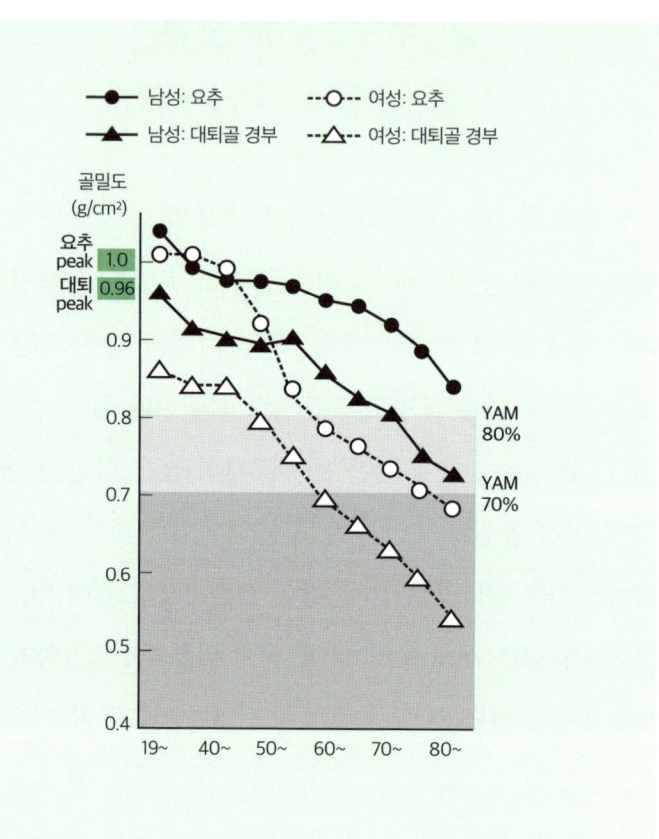

출처: 일본골대사학회, 원발성 골다공증 진단 기준 조사 자료

명의 치료가 필요한지를 나타냅니다. 이 수치가 1에 가까워질수록 치료가 효과적이라는 뜻입니다.

이상지질혈증에 사용되는 스타틴(statin)이라는 유명한 약물이 있습니다. 이 약물을 심근경색 방지에 사용하면 NNT가 150 이상입니다. 한편 이 약물을 **골다공증 치료제로 사용한다면 NNT는 7~50이 됩니다.** 처방받은 약을 제대로 먹기만 하면 골다공증 억제에 도움이 됩니다.

뼈에 자극이 가해지면 노화 방지에 도움이 되는 호르몬이 나온다

튼튼한 뼈를 만들려면 운동을 통해 뼈에 중력 자극을 가해야 하는 것이 필수라고 앞에서 설명한 바 있습니다.

오카야마대학의 연구에서 운동을 통해 뼈에 자극을 가하면 '**오스테오칼신**(osteocalcin)'이라는 단백질의 분비가 촉진된다는 사실이 밝혀졌습니다. 오스테오칼신은 정력 향상에 관여하는 것으로 유명한데, 인지 기능 개선과 근육 증강에도 효과적으로 작용합니다. 요컨대 '**회춘**'의 기능이 있는 것입니다.

또한 뼈를 잡아당기는 자극을 가하면 뼈를 만들고 오스테오칼신을 방출하는 골조 세포를 증가시킨다는 사실도 밝혀졌습니다. 이 사실에서도 운동의 중요성을 알 수 있습니다.

골밀도를 쉽게 높일 수 있는 활동

바람직한 자세로 걷기 위해 주의해야 할 요소가 몇 가지 있는데, 그중 가장 중요한 것이 **'발뒤꿈치에 확실한 자극을 넣기'** 입니다. 이러한 '발뒤꿈치 착지(heel contact)'는 이상적인 보행법을 대표하는 요소입니다.

인간의 몸은 발뒤꿈치가 땅에 닿는 순간에 맞춰 근육이 활동하도록 프로그래밍이 되어 있습니다. 발뒤꿈치 착지 동작은 근육을 깨우는 스위치와 같은 역할인 셈입니다.

나이가 들어 발목 조절 기능이 떨어지면 균형성에 영향을 끼칩니다. 그러므로 걷기 운동을 할 때나 평소에 걸을

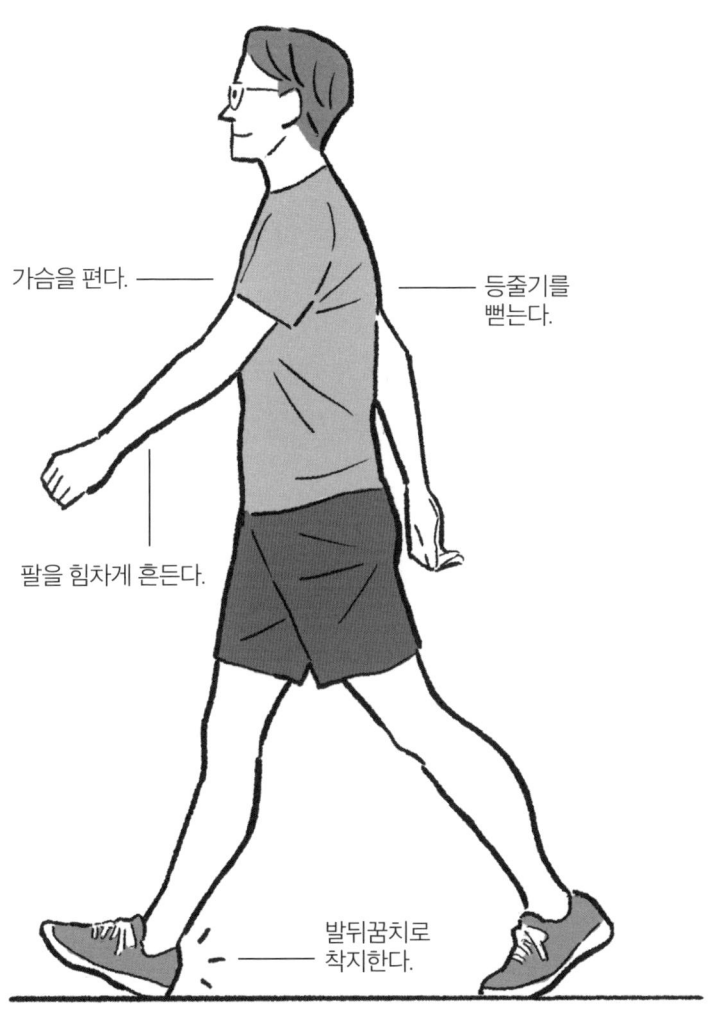

골밀도와 골질 높이기

때 '발뒤꿈치로 착지해서 제대로 자극을 넣겠다'고 의식하는 것은 **골밀도를 유지하는** 데 매우 중요합니다. 뼈는 자극을 받지 않으면 쉽게 부러지기 일쑤입니다.

예전에는 골절 수술을 하면 몇 주 동안 안정을 취한 후에야 걷기 시작했지만, 요즘의 재활 의료에서는 그렇지 않습니다. 수술하고 며칠만 지나면 휠체어를 타고 체중을 골절 부위에 싣는 훈련을 하는 것이 일반적입니다. 그 이유는 체중을 싣는 중력 운동이 골유합(뼈가 붙는 것)을 촉진하기 때문입니다. 이 부분에서도 뼈에 자극을 주는 것이 얼마나 중요한지 알 수 있습니다.

걸을 때는 발뒤꿈치를 확실히 지면에 닿도록 의식해야 합니다. **하루에 2,000~5,000걸음씩** 365일 날마다 걸으면 축적되는 운동량은 무시하지 못합니다.

무리할 필요 없이 약간의 충격으로도 뼈는 강해진다

골밀도를 높이는 운동은 그 외에도 여러 가지가 있습니다. 뼈에 자극이 가해지는 것이 중요하며, 일반적으로는 **세로축 방향의 자극이 좋다**고 알려져 있습니다. 즉 지면에 서기, 걷기, 제자리 걷기, 가볍게 점프하기 등의 운동이 뼈에 좋은 자극이 됩니다.

지면에 서기

그림처럼 선 자세가 기본입니다. 선 자세에서는 체중의 부하가 절반씩 좌우로 나뉘어 관절이나 뼈에 걸립니다. 그리고 뼈에 가해지는 자극이 골밀도를 높입니다. 누워 있는 시간이 길면 뼈에 좋지 않다는 이유가 바로 이것입니다.

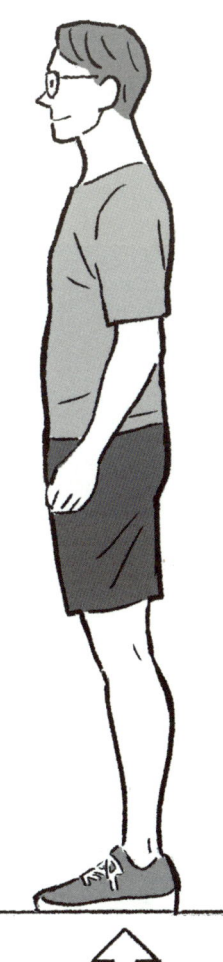

걷기

방금 설명했듯이, 걷기 운동으로 뼈에 부하를 주는 것도 골밀도를 높이는 좋은 방법입니다. '발뒤꿈치에 자극을 확실히 넣는다'고 의식하며 걸어야 합니다.

제자리 걷기

걸으면서 돌아다니기 힘든 사람에게는 제자리 걷기를 권합니다. 뼈에 자극을 가한다는 생각으로 다리 전체를 힘차게 움직입니다.

가볍게 점프하기

선 자세에서 두 발로 가볍게 점프합니다. 그러면 착지할 때 강한 자극을 받을 수 있습니다. 바닥에서 약간이라도 몸이 공중에 뜨면 됩니다. 무리하지 말고 넘어지지 않도록 조심하면서 실시합니다. 넘어지지 않으려면 고정된 물체를 잡고 점프하는 게 좋습니다.

운동의 양만큼이나 운동의 질도 중요하다

　환자들과 이야기를 나누다 보면, "칼슘을 많이 섭취하고 있기 때문에 제 뼈에는 문제가 없을 거예요.", "얼마 전에 골밀도 검사를 했기 때문에 괜찮아요."라고 가볍게 말하는 사람이 의외로 많습니다. 뼈가 약해지는 것은 '노화 현상'이지 '질환'이 아니라는 이유로 예방이나 치료가 불필요하다고 생각하는 것입니다. 환자들이 그렇게 생각하는 것도 이해가 됩니다. 예전에는 의사들 사이에서조차 뼈가 약해지는 현상에 대해 대수롭지 않게 생각하는 경향이 있었으니까요.

세계적인 골다공증의 기준도 2000년대에 들어서야 바뀌었습니다. 미국 국립보건원(NIH)은 골밀도를 중시하는 기존 골다공증의 정의를 '골강도 감소를 특징으로 하며, 골절 위험이 증대하는 골격 질환'으로 수정했습니다. 그와 동시에 **'골강도는 골밀도와 골질이라는 두 가지 요인으로 구성된다'**고 강조했습니다. 그것이 2000년의 일이었습니다.

과거에 골다공증 치료는 골밀도를 높이는 치료제를 처방하는 게 중심이었습니다. 하지만 골밀도가 좋아졌음에도 재차 골절을 당하는 사람들이 줄을 이었습니다.

그러던 중 오랜 세월 골다공증 연구와 치료에 종사해온 도쿄지케이카이의과대학병원의 사이토 미쓰루(斎藤充)는 **뼈의 강도는 골밀도(칼슘의 양)뿐 아니라 골질(콜라겐의 노화 정도)도 관련이 있음**을 발견하고 골질을 구체적으로 평가하는 골질 표지자를 세계 최초로 개발했습니다.

그 결과 환자의 콜라겐 노화 상태를 쉽게 판정할 수 있게 되었고, 각 환자의 체질에 맞는 치료를 할 수 있게 되었습니다. 덧붙여, 콜라겐에 노화 산물이 많이 쌓여 있는 사람은 뼈뿐만 아니라 혈관도 약하기 때문에 골절과 함께 동맥경화까지 발생할 가능성이 커집니다.

골질 표지자로는 골다공증 환자를 다음과 같은 세 가지 유형으로 판별합니다.

Ⅰ. 골질저하형: 골밀도가 높고 골질이 나쁘다.

Ⅱ. 저골밀도형: 골밀도가 낮고 골질이 좋다.

Ⅲ. 저골밀도형+골질저하형: 골밀도도 낮고 골질도 나쁘다.

사이토에 의하면, 골밀도와 골질에 문제가 없는 사람에 비해, Ⅰ에서는 1.5배, Ⅱ에서는 3.6배, Ⅲ에서는 7.2배나 골절 위험성이 높아진다고 합니다.

골질은 아무도 모르는 사이에 녹슬고 악화된다

앞에서 설명했듯이 뼈의 강도는 뼈 바깥쪽의 '골밀도'와 뼈 안쪽의 '골질'로 정해집니다. 골밀도뿐 아니라 골질에도 주의를 기울여야만 나이가 들면서 골절당할 확률이 낮아지는 것입니다.

알기 쉽게 설명하자면 뼈를 철근콘크리트에 비유할 수 있습니다. 철근에 해당하는 것이 뼈 부피의 절반을 차지하고 있는 막대 모양의 단백질인 콜라겐 분자이고, 콘크리트에 해당하는 것이 칼슘입니다. 콘크리트가 아무리 훌륭해도 철근이 제대로 세워져 있지 않으면 튼튼한 철근콘크리트라고 할 수 없습니다. 콜라겐의 노후화는 건물, 즉 뼈의 내진 성능을 떨어뜨리는 셈입니다.

불량 철근으로 부실 공사를 한 건물은 내구성에 문제가 생기듯이, 사람의 뼈도 **고혈압이나 당뇨병처럼 인체가 안 좋은 상황에 빠지면 철근이 녹슬기 시작합니다.**

앞에서 골질이 나쁜 사람은 골밀도와 골질에 문제가 없는 사람에 비해 1.5~7.2배나 골절당할 가능성이 높다고 설명한 바 있습니다. 또한 2형 당뇨병은 1.2~2.4배, 만성 신장병은 1.6~2.6배, 대사증후군은 2.6배, 지방간(NAFLD)은 1.3~2.5배, 고혈압은 1.4배, 뇌졸중은 2.0~5.1배, 허혈성심질환은 23배나 골절당하기 쉽습니다. 즉 **생활습관병이 있는 사람은 아무리 골밀도가 높아도 안심해서는 안 된다는** 뜻입니다.

계획적인 식사도 뼈 건강에는 빼놓을 수 없는 요소

　일반적으로 나이가 들면서 체력은 떨어지고 근육량도 줄어듭니다. 그런데 운동해서 근력을 키우려고 해도 영양 상태가 좋지 않으면 근육량이 늘지 않습니다. 근육량을 키우기 위해서는 단백질을 제대로 섭취하는 것이 중요합니다. 단백질 섭취량이 적으면 골밀도 감소를 일으키기 때문입니다.

　단백질은 **육류, 어패류, 알류, 콩류, 유제품**에 많이 포함되어 있습니다. 일본 근감소증노쇠학회의『근감소증 진료 실천 가이드』에서는 고령으로 나타나는 근감소증에 대한 대책으로 하루에 **몸무게 1kg당 1.2~1.5g의 단백질**을 섭취하라고 권합니다. 그러므로 몸무게 60kg의 고령자라면 하루 단백질 섭취량은 72~90g이어야 합니다.

음식을 많이 섭취하면 당연히 총열량이 늘어나게 됩니다. 따라서 하루에 섭취해야 할 칼로리 범위 안에서 단백질 섭취량을 잘 조절하는 것이 중요합니다. 각 음식의 열량 표시를 꼼꼼히 살펴가며 섭취량을 조절하는 것이 좋습니다. 다이어트를 한다고 일부러 적게 먹으려는 사람도 있지만, **꼭 섭취해야 할 영양소를 제대로 섭취하지 않으면 건강에 문제가 생겨 크게 후회할 수도 있으니 너무 적게 먹지는 말아야 합니다.** 대표적인 식품에 포함된 단백질의 양을 다음 표에 나열해놓았으니 참고하시기를 바랍니다.

뼈와 힘줄을 만드는 단백질의 대부분은 콜라겐입니다. 그리고 콜라겐을 구성하는 아미노산을 생성하려면 **비타민 C**가 필요합니다. 그런데 이 비타민 C를 섭취하는 방법이 의외로 까다롭습니다. 왜냐하면 사람은 비타민 C를 합성하는 데 필요한 효소가 없기 때문입니다. 따라서 체내에서 비타민 C를 합성할 수 없는 인간은 식사를 통해서만 비타민 C를 공급받을 수 있습니다.

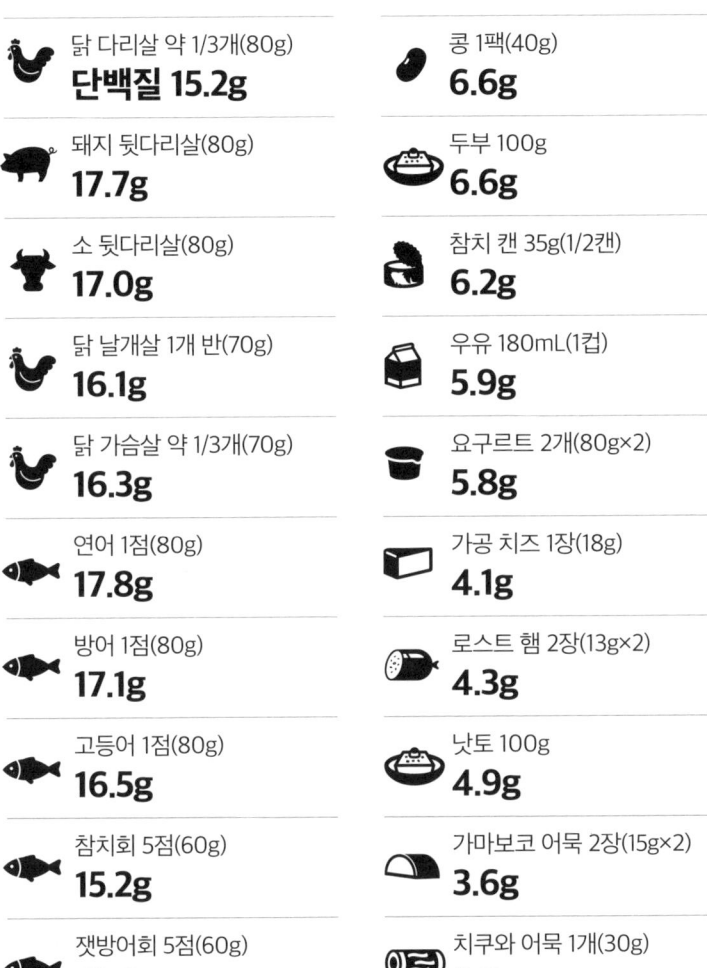

골량 감소는
칼슘 감소로부터 시작된다

　골량, 즉 골밀도는 성장할수록 점점 늘어납니다. 키가 자라는 것과 비례해서 유치원 입학할 때부터 고등학교 졸업할 때까지 골량이 급격히 증가하고 **20세 무렵에 정점을 찍습니다**. 그 후로는 골량이 서서히 감소하며, 여성호르몬의 영향을 받는 여성은 폐경으로 인해 골량 감소가 더욱 두드러집니다. 골량 감소에 대해 **젊을 때부터 대책을 세워두어야만 죽을 때까지 건강하게 오래 살 수 있습니다.**

　덧붙여 말하자면, 고령자가 간병이 필요해지는 원인 중 대부분은 근골격계 질환입니다. 이것이 뼈와 근육을 평소에 강하게 만들어야 하는 이유입니다. 그럼 뼈와 근육을 강하게 만들려면 어떤 것에 주의해야 할까요?

　뼈의 주성분은 칼슘이기 때문에 칼슘을 섭취하는 데 신경 써야 합니다. 또한 **섭취한 칼슘을 효율적으로 몸에 흡수하기 위해서는 비타민 D나 비타민 K를 비롯한 각종 영양소도 잘 섭취해야 합니다.**

　일본인은 만성적으로 칼슘 부족이라고 알려져 있습니

다. 칼슘은 원래 체내 흡수율이 별로 좋지 않은 영양소입니다. 게다가 일본 국토는 화산 지대가 많아 칼슘 함유량이 적습니다.

일본 후생노동성의 '일본인의 식사 섭취 기준(2020년판)'에 따르면 **하루 권장 칼슘 섭취량은 남성이 700~800mg, 여성이 600~650mg입니다.** 하지만 2019년 '국민 건강 영양 조사'에 따르면 실제로는 전 연령대의 하루 평균 칼슘 섭취량은 남성이 520mg, 여성이 509mg밖에 되지 않았습니다. 아무쪼록 칼슘 섭취에 더욱 신경 써주시기를 바라며, 특히 60대 이후에는 골다공증의 위험이 커지기 때문에 위의 권장량만큼 칼슘을 꼭 섭취해주시기를 바랍니다.

그런데 자신이 하루에 어느 정도의 칼슘을 섭취하고 있는지 좀처럼 알아차릴 기회가 없을 것입니다. 일단 식품 성분표를 살펴보며 어느 정도의 양을 섭취하고 있는지 확인하는 것도 중요합니다.

비타민 D도 마찬가지입니다. 저는 중학교 1학년 때부터 키가 크지 않았지만, 풍채는 남달랐습니다. 가리는 음식 없이 아무거나 잘 먹었습니다. 그런데 몇 년 전에 우연히 비타민 D 측정을 했는데, '비타민 D 결핍증'이라는 진단을 받았습니다. 다른 의사 선생님들이 측정해봐도 결과는 같았습니다. 그 이후 저는 의식적으로 비타민 D를 섭취했고, 결국 정상 범위로 돌려놓았습니다.

혈중 25-OH-D라는 수치의 농도가 20ng/mL(보통 30ng/mL) 이하라면 비타민 D 부족으로 판단하는데, 1,000명 이상의 여성을 대상으로 그런 사람이 얼마나 되는지 조사해봤더니, 30대 이하에서는 약 30%, **40세 이상에서는 약 절반, 80세 이상에서는 70% 가까이가 비타민D 부족**인 것으로 나타났습니다. 이처럼 일본인은 만성적으로 비타민 D가 부족한 사람이 많다고 합니다.

비타민 C, D, K도 식사를 통해 섭취한다

골밀도를 감소시키지 않기 위해서는 칼슘, 비타민 C, 비타민 D, 비타민 K 등 **뼈 형성을 촉진하는 영양소를 적극적으로 섭취**해야 합니다. 여기에 그 대표적인 식품을 나열하겠습니다.

- 칼슘이 많이 함유된 음식

콩 제품, 우유 및 유제품, 작은 생선, 말린 새우, 소송채, 청경채 등

- 비타민 C가 많이 함유된 음식

딸기, 레몬, 파슬리, 파프리카, 피망, 여주 등

- 비타민 D가 많이 함유된 음식

연어, 장어, 꽁치, 벤자리, 가자미, 말린 표고, 말린 목이버섯, 계란 등

- 비타민 K가 많이 함유된 음식

낫토, 시금치, 소송채, 부추, 브로콜리, 양배추 등

특히 칼슘과 비타민 D를 동시에 섭취하면 위장에서 칼슘 흡수율이 좋아집니다.

또한 일광욕으로 비타민 D가 만들어진다는 사실을 알고 계십니까? 칼슘 흡수를 돕는 비타민 D는 자외선을 쬐면 체내에서도 만들어집니다. 여름에는 나무 그늘에서 30분 정도 시원하게 앉아 있기만 해도 비타민 D가 체내에서 충분히 만들어집니다. 겨울에는 한 시간 정도 밖에서 산책하면 됩니다. 이때 자외선 차단을 위한 대책을 꼭 세우기

를 바랍니다.

    반대로 피해야 할 식품으로는 과자, 인스턴트식품, 술, 카페인 등을 들 수 있습니다. 당연히 흡연도 바람직하지 않습니다.

제4장

근육량 감소 막기

'근육 저금'을 통해
노화에 브레이크를 건다

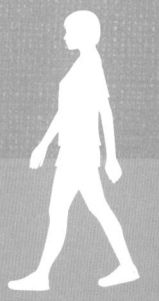

50세가 넘으면 '근육 저금'에 힘쓰는 사람이 승리자

　근육은 섬유 다발로 이루어져 있습니다. 그리고 이 섬유의 수는 평생 변하지 않는 것으로 알려져 있습니다. 이 근섬유 하나하나가 굵어지는 것이 바로 '근육이 붙는다'고 하는 현상입니다.

　근섬유는 매우 가늘기 때문에 조금만 움직이면 금방 손상되거나 끊어져 버립니다. 하지만 끊어진 섬유근은 체내 단백질 등에 의해 즉시 복구됩니다. 이처럼 '운동→손상→복구'를 반복하며 근육은 강해지고 굵어집니다. 즉 근육이 붙게 되는 것입니다.

근육은 방치하면 감소할 뿐

사람은 학창 시절에 신체적으로 가장 활발히 움직이며, 20대까지 근육이 폭발적으로 성장합니다. 이 성장기에는 조금만 근육을 사용해도 근육량이 금세 급증합니다.

하지만 매일 바쁘게 지내면서 나이만 먹다 보면 어느덧 학창 시절과는 달라졌다는 실감이 들 것입니다. 어렸을 때는 매일같이 뛰어다녔는데, 나이가 들면 움직이는 것조차 귀찮아지는 것이 보통입니다.

사실 40대가 되면 근육이 더 이상 성장하기 힘들어집니다. 나이가 들어 점차 신진대사가 나빠지고 뼈도 약해져서 그렇습니다.

그러므로 성장기에 열심히 운동해서 근육을 최대한 강하게 만들어놓는 것이 중요합니다. 이것을 저는 '근육 저금'이라고 부르겠습니다. 젊었을 때 근육을 최대한 저금해놓아서 '노후 대비'를 한다는 개념입니다.

비록 젊었을 때 키운 근력이 강하더라도 이후 운동 습관이 사라지면 근력은 점차 저하됩니다. **관절이나 몸을 잘 쓰지 않는 상태가 지속되면 근육은 점점 쪼그라드는 법입니다.**

나이가 들어 아무 운동도 하지 않으면 젊었을 때 저금한 근육을 까먹으면서 살게 됩니다. 근육 저금이 밑바닥을 드러내는 일이 생길 수도 있습니다.

반대로 말하면, 근육 저금을 까먹지 않기 위해서는 운동을 꾸준히 계속해야 합니다. 노력하기에 따라서는 30~40대부터라도 근육 저금이 가능합니다. 젊었을 때 운동을 많이 하지 않았더라도, 그리고 어느 정도 나이가 들고 나서 운동을 시작하더라도, 젊었을 때만큼은 아니지만 근력을 충분히 저금할 수 있습니다.

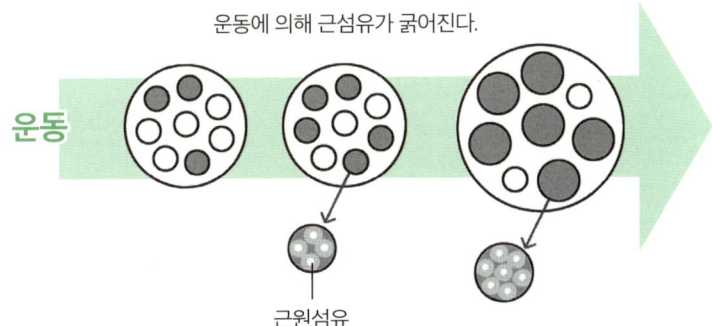

근육량 감소 막기

근육에는 속근과 지근이 있다

근섬유는 크게 속근과 지근으로 나눌 수 있습니다.

속근은 빠르게 수축할 수 있는 근육입니다. 단거리 달리기, 역도 등 순간적으로 강한 힘이 요구되는 움직임에 사용됩니다. 순발력은 좋지만 지구력은 부족하고 **쉽게 피로해지는 근육**입니다.

반면에 지근은 천천히 수축하는 근육입니다. 속근과는 정반대로 장거리 달리기 등 지구력이 요구되는 상황에서 사용되며, **쉽게 피로해지지 않는 근육**입니다.

당연히 속근과 지근의 훈련법은 서로 다릅니다. **속근은 큰 부하를 단시간(적은 횟수로) 가하는 훈련법이 좋고, 지근은 작은 부하를 장시간(지속적으로) 가하는 훈련법이 좋습니다.**

순발력이 좋은 속근과 지구력이 좋은 지근은 당연히 둘 다 꼭 필요한 섬유근입니다. 하지만 젊었을 때는 속근을 단련하는 데 더 집중하는 경향이 있습니다. 웨이트 트레이닝으로 울퉁불퉁한 근육을 만드는 데 큰 관심을 쏟기 때문입니다. 근육을 키우려면 당연히 단시간에 큰 부하를 가해서 속근을 단련하는 게 좋습니다.

젊었을 때는 저금해놓은 근육도 넘쳐나기 때문에 속근만 아무리 많이 단련해도 상관없지만, 나이가 들수록 문제가 하나둘씩 생겨납니다. 속근과 지근의 균형을 고려하지 않고 근육을 키우는 웨이트트레이닝에만 집중하다 보면, 저금해놓은 근육만 까먹고 금세 무릎이나 허리를 다쳐버릴 수도 있습니다.

근력을 강화할 때 중요한 것은 균형입니다. **속근을 단련하는 데만 열중하는 것은 결코 칭찬받을 일이 아닙니다.** 근육을 천천히 움직이며 지근 훈련을 하는 것도 중요합니다. 일상생활에서는 앉기, 서기, 걷기와 같은 비교적 느린 동작이 자주 반복됩니다. 이런 장면에서는 당연히 지근이 많이 쓰입니다. 그러므로 지근을 단련하면 근육을 장시간 사용해도 쉽게 피로해지지 않는 몸을 만들 수 있습니다.

추천하는 운동은 걷기 같은 유산소운동입니다. **굳이 빠르게 움직일 필요는 없습니다.** 여유를 가지고 천천히 움직여도 높은 효과를 얻을 수 있습니다.

참고로, 근육에서 차지하는 속근과 지근의 비율은 선천적으로 정해져 있다고 합니다. 아무리 훈련해도 그 비율은 거의 변하지 않는 것으로 알려져 있습니다. 그러나 운동을 통해 섬유근을 굵게 만드는 것은 얼마든지 가능합니다.

지근을 어떻게 단련하느냐에 따라
남은 인생이 크게 달라진다

나이가 들면 젊었을 때와는 달리 격렬한 움직임이 요구되는 스포츠를 하지 못하게 됩니다. 일상생활에서도 서둘러 역까지 달려가는 일도 줄어들고, 어린아이를 돌보는 일도 힘들어집니다.

물론 젊었을 때처럼 테니스나 축구를 매주 빠지지 않고 지속하는 사람이 있을지도 모릅니다. 그러나 '운동을 지속하고 있다'는 것 자체는 사실이겠지만, 그 운동의 내용이 예전과 달라졌을 것입니다. 물론 운동하고 있다는 것만으로도 훌륭한 일입니다.

중년 이후에 중요한 것은 노화에 따라 저하되는 근력을 잘 조절하는 것입니다. 그러기 위해서는 지근을 단련하는 쪽으로 운동의 방향을 이동하는 것을 추천합니다. 느린 움직임으로 진동을 억제하는 운동을 하는 것이 낙상과 부상의 예방으로 이어지기 때문입니다.

최근에 항간에서는 여성을 중심으로 요가가 일정한 인기를 유지하고 있는 것 같습니다. 요가는 호흡법과 자세에 중점을 두고 몸을 조정한다는 점에서 고령자의 운동으로도 적당하다고 생각합니다.

나이가 들면 시간에 쫓기거나 서둘러야 하는 상황도 많지 않습니다. 그러므로 더더욱 몸의 안정성을 높이는 느린 운동을 지속해서 하는 것이 바람직합니다.

50대부터 '도쿄지케이카이의과 대학병원 재활과'만의 편안한 근육 훈련을

인간에게 걷는다는 행위는 너무나 당연한 것처럼 여겨집니다. 하지만 부상이나 질병으로 병원에 입원하거나 나이가 들면서 근력이 조금씩 떨어지면 걷는다는 행위도 더 이상 당연한 일이 아닙니다. 무릎을 펴는 근육의 수축이 생각처럼 되지 않아 다리가 후들거리기도 하고, 근육이 멋대로 움직여서 발가락을 침대 모서리에 찧기도 합

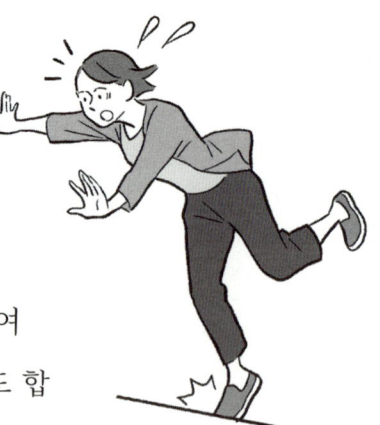

니다. 이를 방치하면 넘어지거나 계단을 헛디뎌 골절로 이어질 수도 있습니다. 하지만 **어느 정도의 운동 습관을 기르고 근력을 높이면 충분히 예방할 수 있습니다.**

그러면 제가 추천하는 운동을 설명하겠습니다.

오랫동안 꾸준히 하기 위해 하루걸러 30분 정도가 좋다

근력을 높이려면 근육을 수축시키는 것이 무엇보다 중요합니다. **관절을 구부려 근육을 수축시키는 횟수에 따라 근육의 굵기가 결정된다고 할 수 있습니다.**

따라서 어느 정도 강도 높은 운동을 하는 것이 효과적입니다. 하지만 갑자기 1~2시간이나 오로지 근력 운동에만 집중하는 것은 추천할 수 없습니다. 왜냐하면 근육이 피로한 상태로 운동을 계속하면 염증이 생기거나 인대 파열이 생기거나 통증이 생길 수도 있기 때문입니다.

중장년층에게는 중장년 나름의 '적당한 운동량'이 있습니다. 너무 무리하지 않는 선에서 **하루걸러 30분 정도 운동하는 것이 적당합니다.**

중요한 것은 꾸준히 지속하는 데 있습니다. 너무 의욕이 앞서서 운동을 무리해서 했다가 다음 날에 피로와 통증이 생겨 그대로 그만두어 버린다면 죽도 밥도 되지 않습니다.

쉽게 피로해지지 않는 몸을 만드는 '대둔근' 운동

안정적인 보행에 크게 관여하고 있는 것이 다리관절과 고관절입니다. 특히 **몸의 무게중심에 가까운 고관절을 탄탄하게 고정하는 것이 나이를 불문하고 신체의 안정성에 큰 영향을** 줍니다.

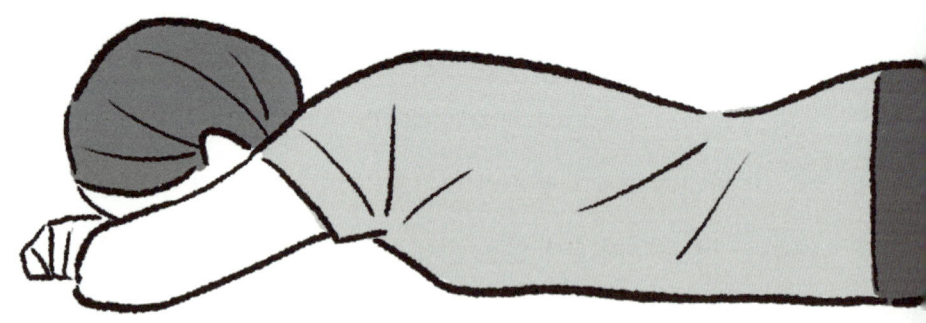

고관절을 단련하는 운동의 대표 격이라고 할 수 있는 것은 **다리를 들어올리는** 운동입니다. 그리고 이 고관절을 늘이거나 뒤로 젖히는 작용을 하는 것이 엉덩이 근육인 대둔근입니다.

엎드려서 다리를 들면 엉덩이 근육이 솟아오릅니다. 이 근육은 걷기 운동에서 몸을 앞으로 나아가게 하는 데 큰 역할을 합니다. 이 근육을 단련하려면 엎드린 상태에서 무릎을 펴고 다리를 한쪽씩 번갈아 가면서 들어올립니다.

이때 **무릎을 잘 펴는 것이 중요합니다.** 무릎을 구부리면 햄스트링이 작용해서 다리를 쉽게 들어올릴 수 있게 되어 운동 효과가 없기 때문입니다.

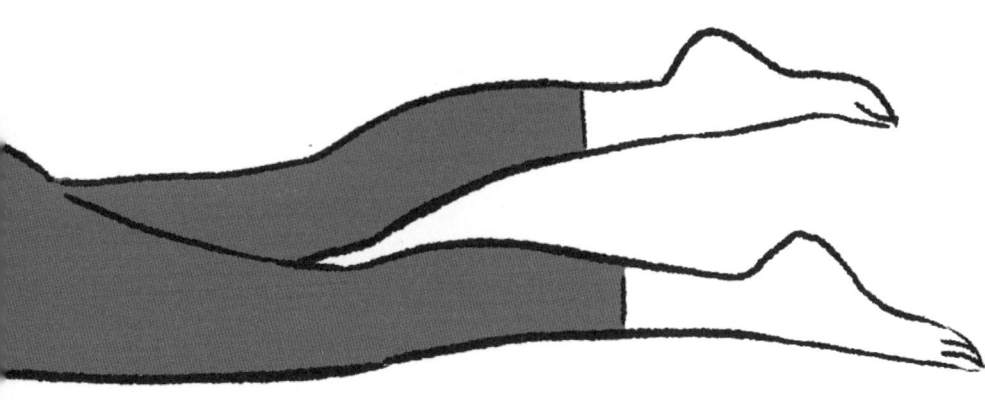

상체는 편안한 상태로 둡니다. 다리를 들어올리는 것만으로도 운동 효과를 기대할 수 있습니다. 한쪽 다리의 무게는 몸무게의 15% 정도입니다. 체중이 60kg인 사람이라면 9kg의 무게를 들어올리는 셈입니다.

굽어진 등을 펴는
'등 근육' 운동

'새우등'에는 두 종류가 있습니다.
- 앞으로 쓰러지듯 등뼈가 굽어진 유형
- 어깨가 안쪽으로 들어가 등이 둥그스름해지는 유형

어떤 유형이든 이를 개선하려면 가슴을 펴야 합니다. 먼저 양손으로 '앞으로나란히' 자세를 취합니다. 그 자세에서 가슴이 탄탄해질 정도로 팔을 뒤로 젖힙니다.

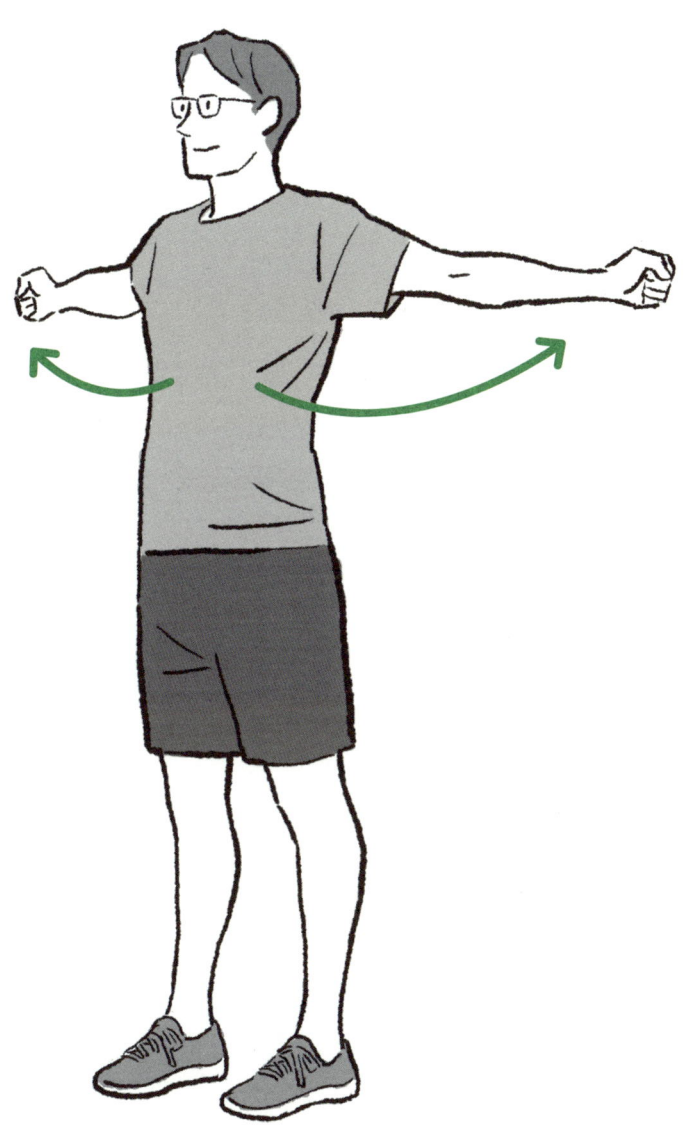

나이가 들수록 많은 사람이 등줄기를 꼿꼿이 유지하기 힘들어합니다. 이것은 나이가 들어도 머리 무게가 거의 변함이 없는 반면에 등줄기를 비롯한 근육은 서서히 약해지는 것이 원인입니다. 요컨대 등줄기로 머리를 지탱할 수 없게 되는 것입니다. 그러나 등 근육을 단련한다면 나이가 들어도 등줄기를 꼿꼿이 유지할 수 있습니다.

학창 시절 체육 시간에 '엎드려서 상체 일으키기'로 유연성을 측정했던 기억이 있을 것입니다. **엎드린 채 손을 뒤에서 깍지 끼고 상체를 들어올리는** 이 동작은 등줄기를 단련

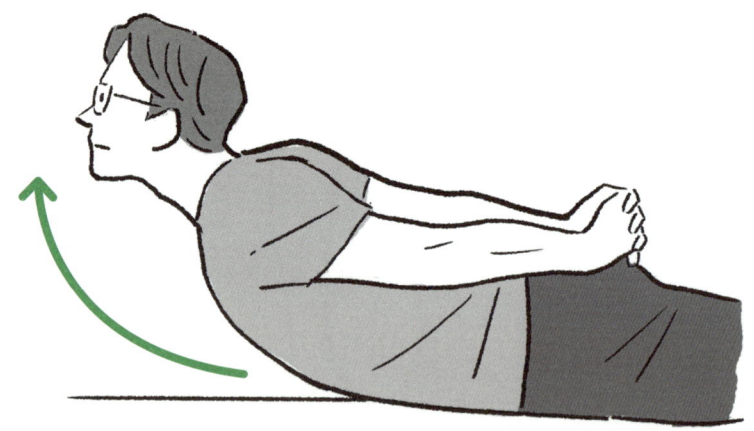

하는 좋은 운동입니다. 다른 사람에게 다리를 눌러달라고 해도 좋습니다. 바닥에서 턱이 살짝 뜨는 정도로만 들어올려도 괜찮습니다.

보행 장애를 방지하는 '대퇴사두근' 운동

허벅지 앞면에 위치한 대퇴사두근은 하체 근육을 대표하는 근육입니다. 무릎관절의 신전 기능을 담당하며 일어서는 동작에 깊이 관여합니다. 특히 보행 속도와도 관련이 깊습니다.

의자에 앉아서 무릎을 폅니다. 근육을 늘린 상태에서 몇 초간 유지하고 천천히 내립니다.

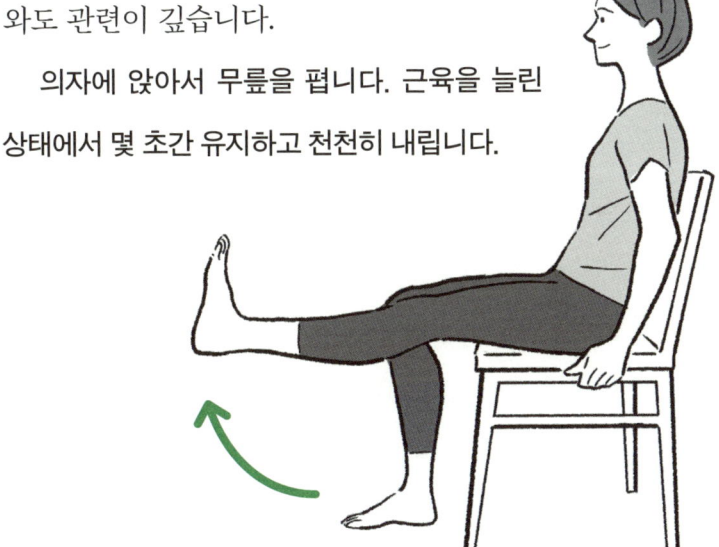

무릎 아래쪽 다리의 무게만으로는 운동량이 부족하다 싶은 사람은 발목에 추를 달아주면 효과가 높아집니다. 혹은 선 자세에서 무릎을 구부리는 이른바 스쾃 운동을 하면 이 대퇴사두근에 부하가 걸립니다. 자신에게 맞는 강도의 운동을 선택하시기 바랍니다.

고관절의 움직임을 편안하게 만드는 '내전근과 외전근' 운동

허벅지 안쪽에 있는 내전근은 다리를 닫을 때 작용하는 근육입니다. 한편 외전근인 중둔근은 반대로 다리를 벌리는 움직임에 관여합니다. 한쪽 다리로 섰을 때 좌우의 안정을 유지하는 것이 내전근과 외전근입니다.

쉽게 할 수 있는 운동은 **바닥에 누워서 다리를 벌리거나 닫는 운동입니다**. 조금 더 강도 높은 운동을 하고 싶다면, 내전근 운동은 누운 자세나 앉은 자세에서 무릎 사이에 공을 끼워 누르는 운동이 좋습니다. 외전근 운동은 다리의 무게를 이용해 단련하는 것이 일반적입니다. 위를 향해 누워서 양다리를 벌리는 운동을 추천합니다.

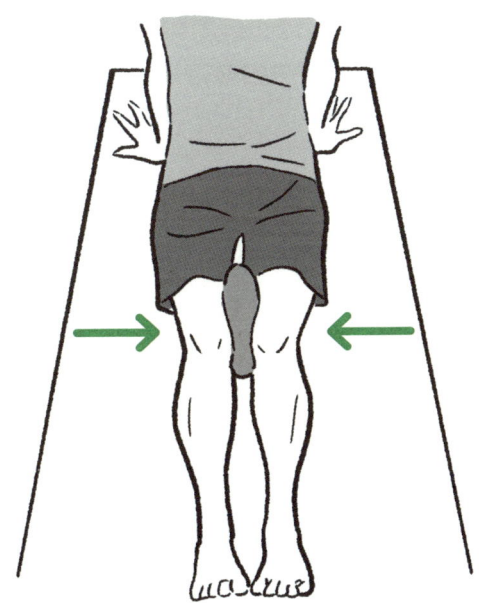

내전근 강화

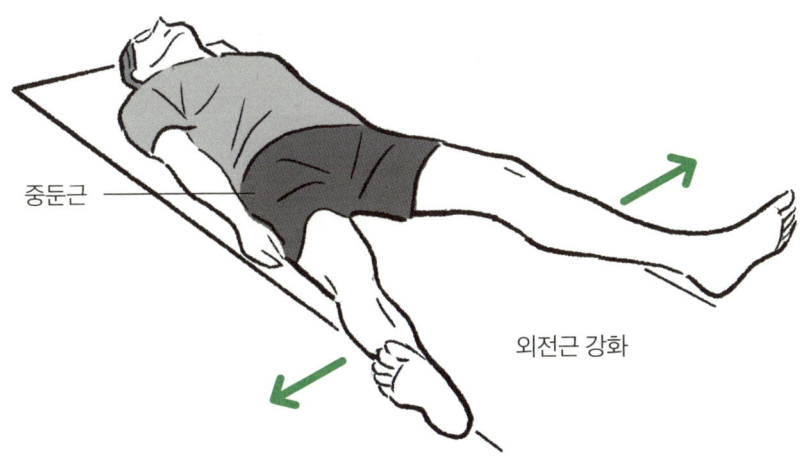

중둔근

외전근 강화

근육량 감소 막기

무릎관절에 대한 부담을 경감하는 '하퇴삼두근' 운동

종아리 근육은 비복근과 가자미근으로 구성되어 있습니다. 비복근은 종아리에서 가장 볼록한 근육이고, 가자미근은 그 하층에 위치한 근육으로 대부분 비복근에 덮여 있습니다. 둘을 합쳐서 하퇴삼두근이라고 합니다. 하퇴삼두근은 주로 발목 관절을 구부리는 동작을 담당하고 있습니다.

또 하퇴삼두근은 '제2의 심장'이라고도 불립니다. 하체의 혈액을 심장으로 돌려보낼 때 하퇴삼두근이 펌프처럼 수축하는(이것을 '골격근 펌프'라고 합니다) 역할을 담당하고 있기 때문입니다.

벽에 손가락 끝을 대고 자세를 취합니다. 발뒤꿈치를 들어 올립니다. 양발을 동시에 실행해도 상관없습니다.

한쪽 발마다 25~30회를 실시하는 것이 표준입니다. 넘어지지 않도록 고정물을 잡고 실시하면 안전합니다.

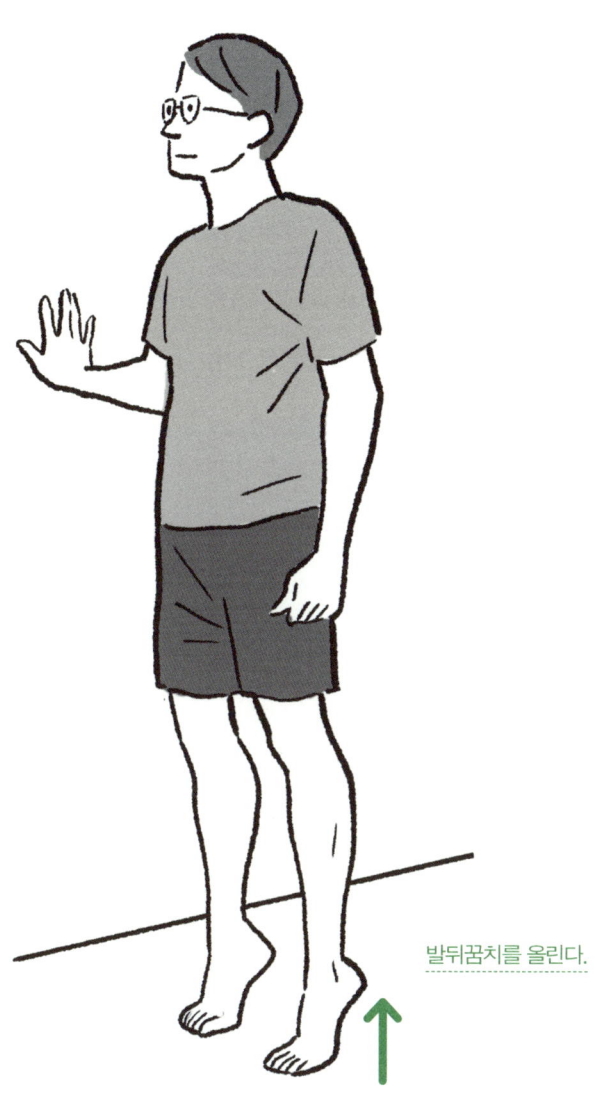

발뒤꿈치를 올린다.

근육량 감소 막기

허리 결림과 통증을 해결하는
'복근' 운동

복근이란 복부에 있는 '복직근'을 말합니다. 복근은 등 근육과 함께 몸의 전후 안정성을 유지합니다. 복근에는 골반을 안정시키는 작용도 있기 때문에, 복근이 약해지면 골반이 뒤로 휘어져 요통을 일으킬 수 있습니다.

복근을 강화하는 가장 쉬운 방법은 **위를 향해 누운 자세**

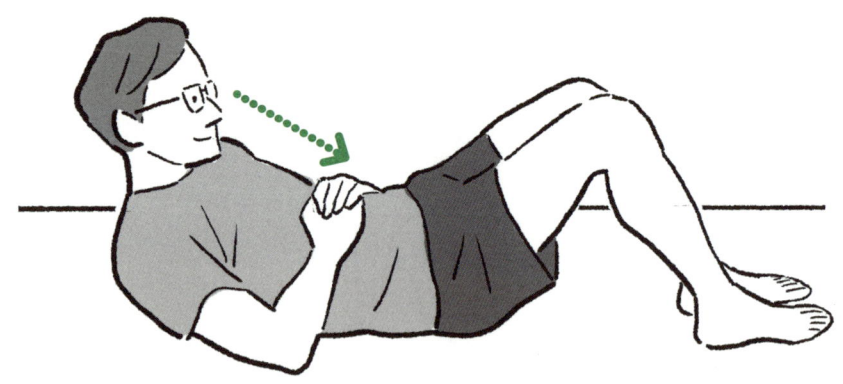

에서 무릎을 세우고 배꼽을 들여다보듯 상체를 들어올리는 운동입니다. 이때 목이 아니라 상체를 들어올려야 한다는 것에 유의해야 합니다.

무릎은 세운 채로 둡니다. 무릎을 펴고 시행하면 허리에 부담이 되므로 반드시 무릎을 세워야 합니다.

의자에 앉은 자세로도 복근 강화 운동을 할 수 있습니다. **손으로 의자의 양쪽을 꽉 잡고 두 다리를 조금 들어봅니다.** 10~20초로 그 자세를 유지하는 것으로 복근 강화를 할 수 있습니다.

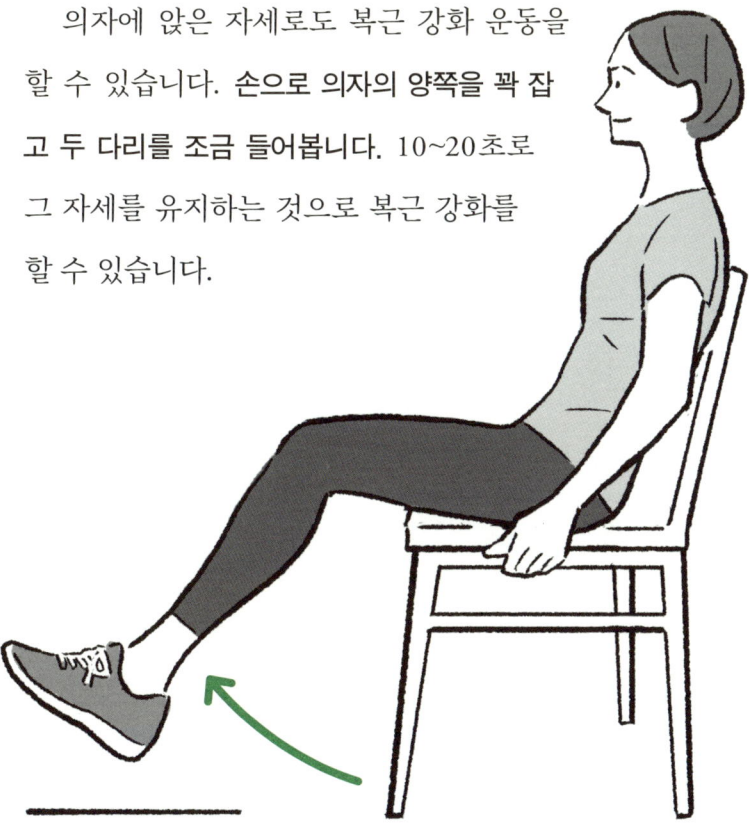

도전!
70대에도 근육을
저금할 수 있다

　우리가 일상적으로 하는 동작들, 즉 오랫동안 계속 서 있기, 지속적으로 걷기 등은 중력을 거스르는 행동으로 이루어져 있습니다. 중력을 거스르는 게 가능하도록 만들어 주는 것은 바로 근육입니다. 그러므로 당연한 일상생활을 유지하고 향상시키기 위해서는 근육을 단련하거나 강화해야 합니다.

　그중에서도 무거운 머리를 수직으로 유지하기 위한 목과 등 부분의 근육, 나이가 들면서 굽어지기 쉬운 등을 꼿꼿이 유지하기 위한 **허리 부분의 근육 등을 확실히 수축하며**

움직이는 습관을 들이는 것이 중요합니다.

그렇다고 격렬한 운동이 필요한 것은 아닙니다. 평소 생활에서 아주 조금만 변화를 준다는 느낌으로 운동을 도입하는 것이 좋습니다. 이것만으로도 전혀 운동을 안 하는 사람에 비해서는 두드러지게 근력을 높게 유지할 수 있습니다.

안타깝게도 근력은 해마다 떨어져갑니다. 그런데 그것은 활동량의 저하와도 관계가 있습니다. 아주 가벼운 마음으로 시작해봅시다.

뻐근한 허벅지 안쪽이 부드러워지는 '햄스트링' 운동

햄스트링은 허벅지 뒤쪽에 있는 근육이며, 대퇴이두근, 반건양근, 반막양근이라는 세 근육의 총칭입니다. 주요 작용은 무릎관절을 구부리는 것입니다.

걷기 운동에서 햄스트링의 작용은 **내민 다리를 땅에 짚었을 때 무릎이 흔들리지 않고 안정적으로 체중을 지탱하는 고정성을 높이는 데** 있습니다. 또 다리를 내밀 때는 고관절을 들어올리는 움직임, 발목을 들어올리는 움직임, 무릎을 구부리는 움직임이 필요한데, 햄스트링은 그중에서 무릎을 구부리는 역할을 합니다.

사람의 몸 앞면에 있는 근육에 비해 뒷면에 있는 근육은 근력 강화에 소홀해지기 십상입니다. 하지만 좋은 자세를 유지하고 걷기의 편리성을 높이기 위해서는 햄스트링을 일상적으로 단련할 것을 권장합니다.

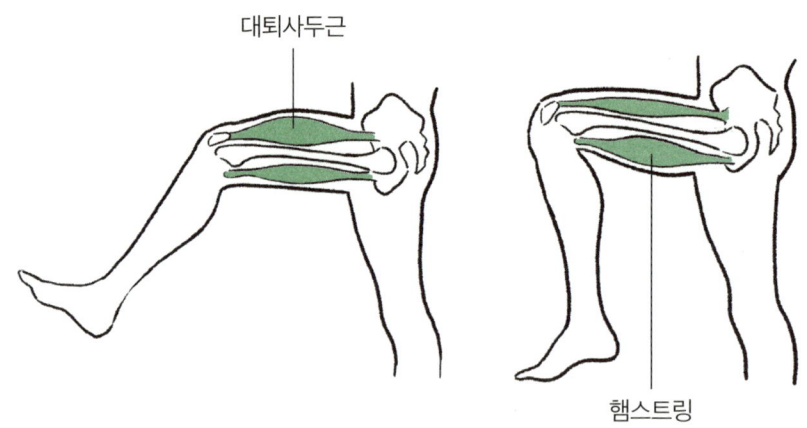

엎드려서 무릎을 굽힙니다. 가능하면 아침에 일어나서 10분 정도 시간을 내어 엎드려서 무릎을 구부리는 것만으로도 충분히 근력이 강화됩니다. 또한 선 **자세에서 무릎을 구부리고 다리를 들어올리는 운동도 효과적입니다.**

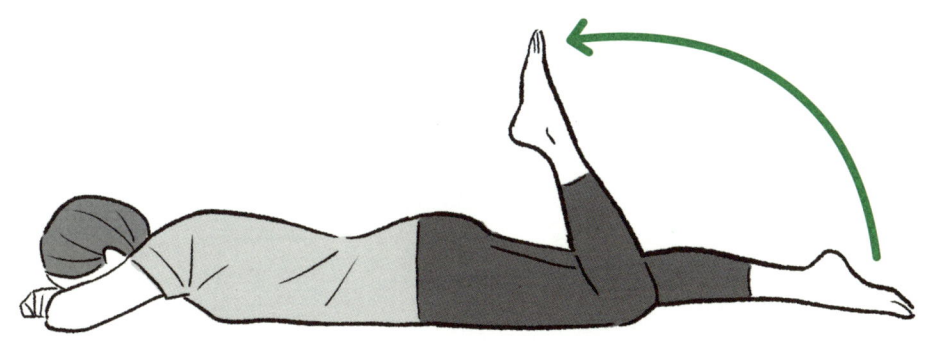

부드럽게 일어서고 앉기 위한 '대퇴사두근' 운동

대퇴사두근은 무릎 위쪽 허벅지 근육입니다. 가장 일반적인 운동은 앞서 설명한 대로입니다. 이 대퇴사두근은 보행 속도와 관련이 있습니다. 또 자리에서 일어서는 동작을 할 때 가장 많이 작용하는 근육입니다. 즉 **일어서서 걷는 활동을 유지하는** 데 큰 역할을 하고 있습니다.

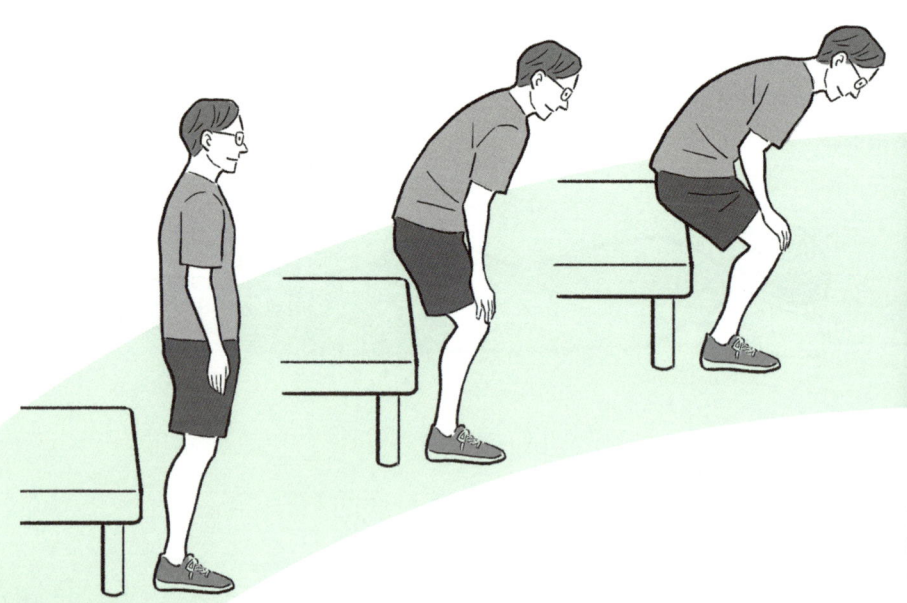

쉽게 할 수 있으면서도 효과도 좋은 운동은 그림과 같은 'sit-to-stand'라고 불리는 운동입니다.

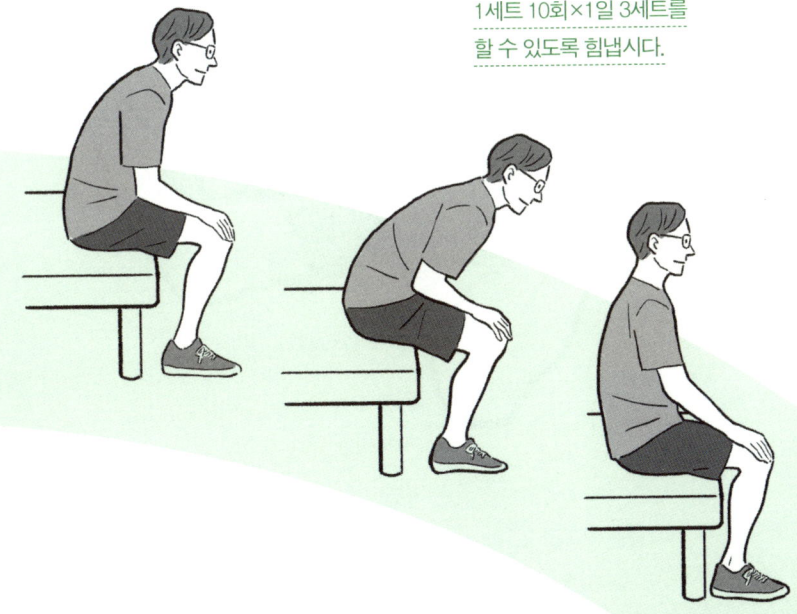

1세트 10회×1일 3세트를 할 수 있도록 힘냅시다.

신체의 축을 안정시키는
'고관절' 운동

고관절의 유연성을 유지하기 위해서는 회선 운동이 효과적입니다. 엎드린 상태에서 무릎을 굽혀서 바깥쪽으로 넘어뜨립니다. 고관절의 내선근을 스트레칭할 수 있습니다.

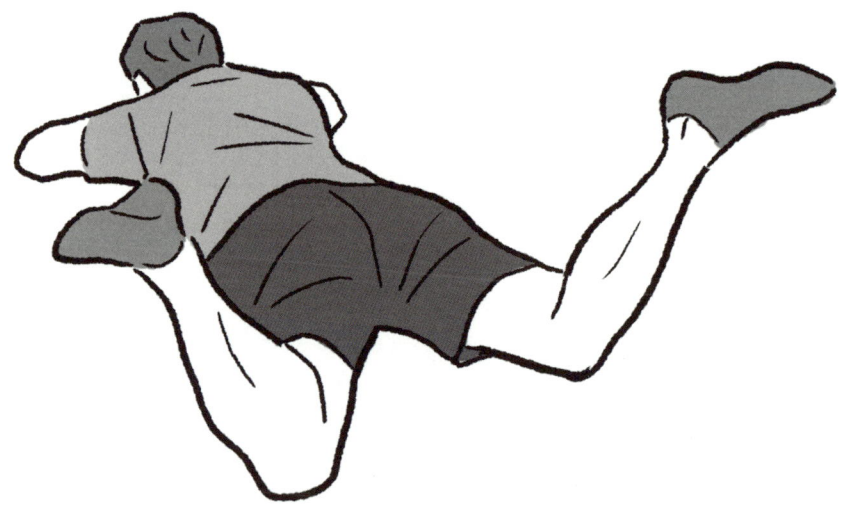

그다음에 엎드린 상태에서 무릎을 굽혀서 고관절을 약간 벌려줍니다. 그리고 두 발을 모아 안쪽으로 쓰러뜨리면 고관절의 외선근을 스트레칭할 수 있습니다.

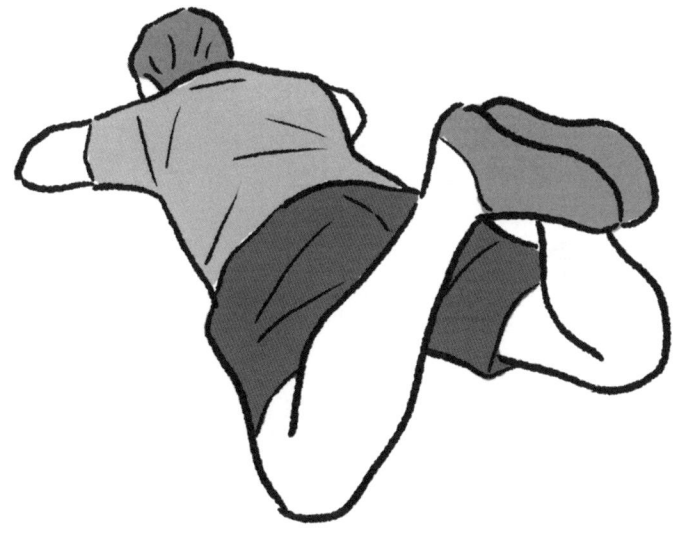

위를 향해 누워 양 무릎을 세운 자세에서 서서히 쓰러뜨립니다. 고관절의 내전근을 스트레칭할 수 있습니다. 이 상태를 잠시 유지합니다.

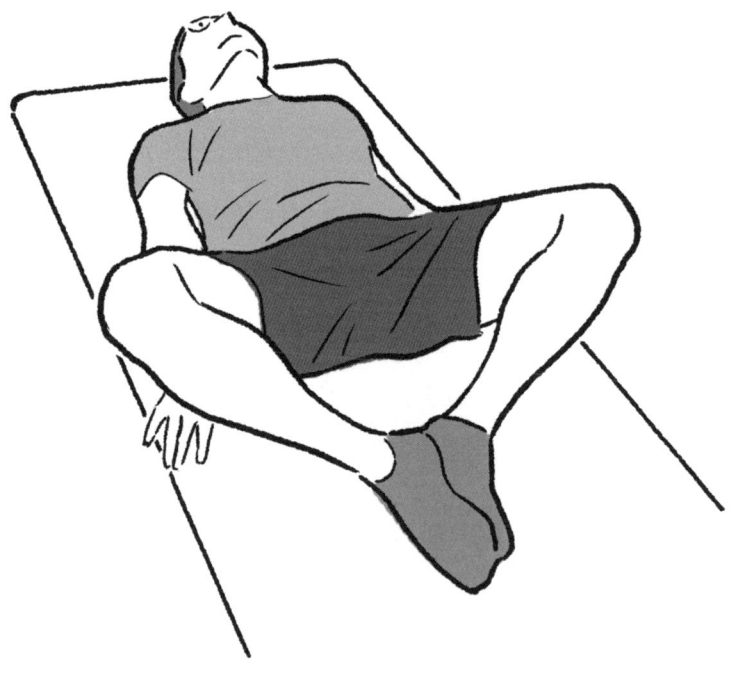

위를 향해 누워 무릎을 펴고 양다리를 벌린 상태를 잠시 유지합니다. 고관절 안쪽에 있는 내전근을 스트레칭할 수 있습니다.

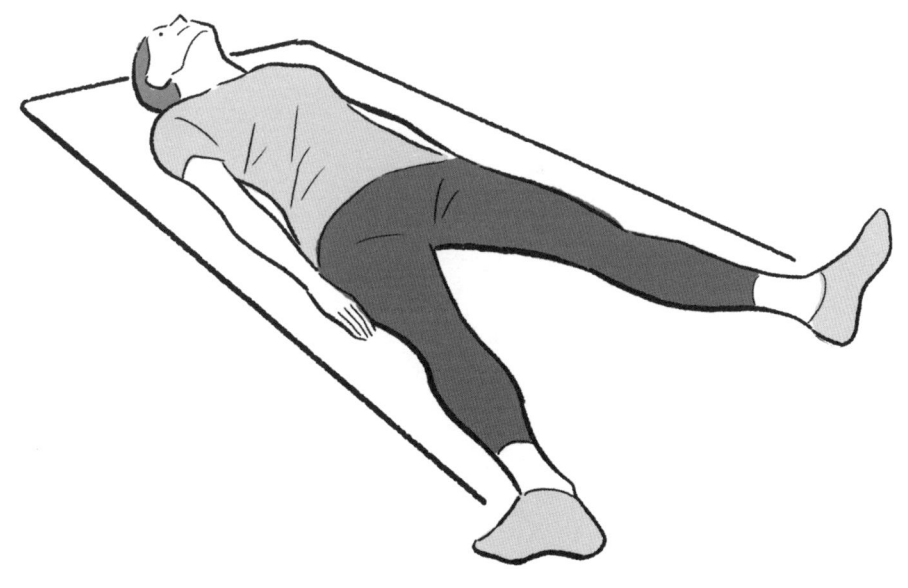

제5장

뇌의 인지 기능 높이기

명의가 매일 실천하는
치매 예방법

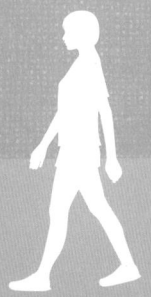

'알츠하이머형 치매'란 도대체 무엇인가?

나이가 든다는 것은 다양한 질병을 발병시키는 불가피한 위험인자입니다. 고령이 될수록 암, 뇌졸중, 치매 등의 발병 확률이 높아집니다.

'도대체 언제까지 건강하게 살 수 있을까?'라는 물음은 누구나 마음속에 지니고 있을 것입니다. 하지만 또 많은 사람은 그 질문에 대한 대답을 최대한 뒤로 미루려고 합니다. 이것은 각자의 인생관과 죽음에 대한 태도 등에 따라 답이 달라지기 때문에 섣불리 대답할 수 없는 질문입니다.

치매에 관해서는 182쪽의 그래프를 살펴보기를 바랍니

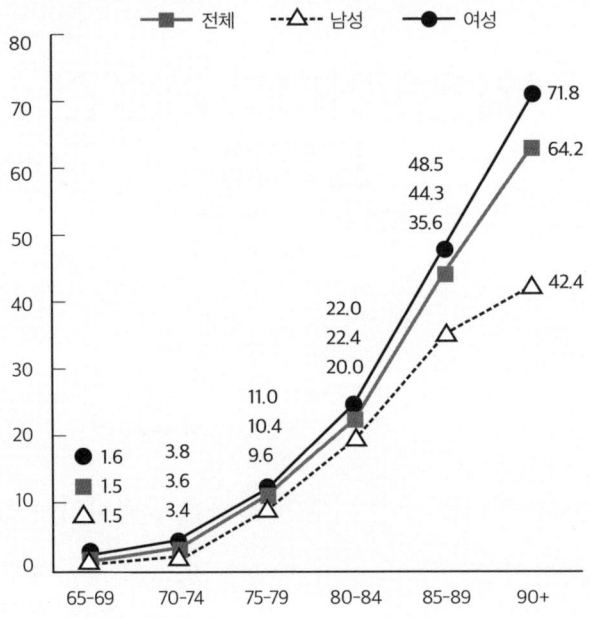

※ 2012년 시점의 추계는 후생노동과학연구비보조금치매대책종합연구사업 '도시 지역의 치매 유병률과 치매의 생활기능 장애에 대한 대응' 2012년도 종합 연구 보고서에 의한다. 2018년 시점 추계는 일본의료연구개발기구 치매연구개발사업 '건강 장수 사회 실현을 목표로 한 대규모 치매 코호트 연구(연구대표자: 니노미야 도시하루 교수)'에서 전수조사를 실시한 후쿠오카현 히사야마정, 이시카와현 나카지마정, 에히메현 나카야마정의 데이터를 해석한 결과다.

다. 나이가 들면 많은 사람이 치매에 걸리는 것을 확인할 수 있습니다.

제 전문이 재활 의학이라서, 뇌경색이나 뇌출혈을 일으킨 환자와 그 가족이 치매 상담을 하러 오는 경우가 많습니다. 치매에는 알츠하이머형 치매, 레비소체형 치매, 혈관성 치매, 전두측두엽 치매 등이 있는데, **뇌경색이나 뇌출혈은 건망증을 포함한 인지 기능 장애와 병태가 비슷**하기 때문에 아무래도 치매로 발전하지 않을까 신경이 쓰이는 모양입니다.

치매 상담을 하러 오더라도 당장에 치매를 진단하기는 어렵습니다. 치매냐 아니냐를 단정하기 힘들어서 이대로 지켜보면서 반년 후에 재검사하자고 돌려보내는 경우도 있습니다. 또한 치매의 원인도 정상압수두증, 내분비 질환, 만성 경막하혈종, 약물 등 여러 가지입니다. 그러므로 전문의에 의한 정확한 진단을 받는 것이 중요합니다.

빠른 시기에 조치를 취하면 증상이 개선되는 경우도 많습니다. 그렇다고 해서 안심하지 말고, 어느 날 갑자기 치매에 걸릴 가능성이 충분히 있기 때문에 이번 기회에 치매에 관해 여러 가지 고민을 해보시기를 바랍니다.

치매의 70% 가까이는 알츠하이머형 치매라고 알려져 있습니다. 발병할 경우 약을 복용해서 진행을 늦출 수는 있지만 완치할 수는 없습니다. 아직 치료제가 없는 **불치병**이라고 생각해도 좋습니다. 그렇기 때문에 치매 예방이나 진행 억제에 효과가 있는 운동, 식사, 생활 습관 등에 더욱 관심이 집중되는 것입니다.

또한 치매 직전의 상태인 **경도 인지 장애**(MCI, mild cognitive impairment)에도 관심이 쏠리고 있습니다. '알츠하이머형 치매에 의한 MCI'로 정확하고 빠르게 진단하고 적절한 치료 개입을 하면 치매 발병을 늦출 수 있습니다.

MCI로 진단받은 환자 중 대략 절반은 5년 이내에 치매로 이행한다고 알려져 있습니다. 하지만 **제대로 대응하면 5년 후에 38.5%가 정상적인 수준으로 회복**되었다고 하는 보고도 있습니다.

자각하지 못하는 사람을 위한 '경도 인지 장애' 체크

일본 후생노동성의 '모두의 정신 건강'에 따르면 고령에 의한 건망증이 다소 강하다고 느낀다면 치매의 신호까지는 아니더라도 MCI의 가능성을 생각할 수 있다고 합니다. 그리고 MCI의 특징으로 다음 세 가지를 꼽고 있습니다.

① 이전에 비해 인지 기능의 저하를 본인이 자각하고 있거나 가족 등에 의해 인식된다.
② 건망증이 많아졌다고 자각하고 있다.
③ 일상생활에는 그다지 큰 지장이 없다.

이 중에서 가장 중요한 것은 ① 인지 기능 저하입니다.

재활 영역에서는 일상생활 동작(ADL, activities of daily living)이라는 평가를 자주 합니다. 일본 재활의학회에서는 ADL을 '한 사람이 독립적으로 생활하기 위해 실시하는 기본적인, 그리고 모든 사람이 공통적으로 매일 반복하는, 일련의 동작군을 말한다.'라고 정의하고 있습니다.

ADL은 단계적으로 평가합니다. 식사, 목욕, 보행, 옷 갈아입기 등 일반적인 동작은 '기본적 ADL'이고, 쇼핑, 집안일, 금전 관리 등 조금 복잡해지는 동작을 '수단적 ADL'이라고 합니다. 알츠하이머형 치매에 걸리면 이 두 ADL 모두 지장이 생깁니다.

알츠하이머형 치매로 인한 MCI의 경우에는 기억 장애가 주요 증상이기 때문에 수단적 ADL이 장애를 받습니다. 하지만 치매와 MCI의 차이는 '일상생활에서 주변에 영향을 미칠 만큼의 지장을 초래하느냐 안 하느냐'의 차이일 뿐입니다.

가장 흔한 증상은 **최근의 기억이 잘 안 나는** 현상입니다. 일상적인 대화를 통해 확인해보는 것이 좋습니다. 최근에 일어난 인상 깊은 일도 기억하지 못하는 경우가 많습니다.

알츠하이머형 치매에 의한 '건망증'의 특징

노화에 따른 '건망증'과 알츠하이머형 치매에 의한 '건망증'은 다릅니다. 무엇이 다를까요?

노화에 따른 건망증은 사건의 일부를 잊어버렸다가도 힌트를 주면 기억날 수 있습니다. 또한 시간이나 장소 등을 올바르게 이해하고 일상생활에도 지장이 없는 것이 특징입니다.

반면 알츠하이머형 치매는 **사건 자체가 기억에서 사라지**

기 때문에 힌트를 줘도 기억이 나지 않습니다. 그리고 시간이나 장소 등의 인식이 혼란스러워서 일상생활에도 지장을 줍니다. 알츠하이머형 치매에 의한 건망증은 뇌의 신경세포가 망가져 버리는 것이 원인이므로 노화와는 양상이 다릅니다.

치매의 증상은 이러한 '인지기능 저하'와 '행동·심리 증상'으로 나뉩니다.

행동·심리 증상은 인지기능 저하에 본인의 성격이나 주위 환경, 인간관계 등 다양한 요인이 더해져서 일어나는 불안이나 초조 및 배회 등 심리적·행동적 증상을 말합니다.

인지기능 저하의 증상은 다음과 같습니다.

- 기억 장애

방금 이야기한 것을 잊어버리고 몇 번이나 같은 이야기를 반복하거나, 물건을 놓아둔 장소나 약속을 잊어버리기도 합니다. 불 끄는 것을 잊어버리거나 약 먹는 것을 잊어버려서 위험에 빠지기도 합니다.

- 주의력 장애

주의력이나 집중력이 저하되어 두 가지 일을 동시에 하기 어려워지거나, 대화를 따라갈 수 없게 됩니다.

• 언어 장애/이해력 저하

적절한 말을 하기가 어려워지거나 상대방의 말을 이해할 수 없게 되기도 합니다.

• 방향감 장애

지금이 언제인지, 지금 있는 곳이 어디인지 알 수 없게 됩니다.

• 수행 기능 장애

일을 계획하고 순서대로 실행하는 것이 서툴러져서 집안일이나 회사 업무의 순서가 흐트러집니다.

또한 행동·심리 증상은 아래와 같은 것이 있습니다.

• 폭언·폭력

감정 조절이 어려워지고 분노와 충동을 억제할 수 없습니다.

• 무관심

의욕이 생기지 않고, 당연하게 행하던 습관조차 귀찮아집니다.

• 불안·우울

못하는 일이 늘어나서 자신감을 잃고 기분이 우울해집

니다.

- **망상**

돈에 대한 집착이 강해져서 가족이 자기의 재산을 노리고 있다는 망상이 생깁니다.

- **배회**

지금 있는 장소를 알 수 없다는 불안으로 인해 목적 없이 밖으로 나가 돌아다닙니다.

- **수면 장애**

체내시계에 이상이 생겨서 잠이 잘 오지 않거나 아침 일찍 눈을 뜨기도 합니다.

- **환각·환청**

주위 사람들에게 보이지 않는 것이 보이거나, 들리지 않는 소리가 들리기도 합니다.

이러한 행동·심리 증상 이외에 섬망 등의 의식 장애가 일어나서 인지기능의 변동이나 환각이 생길 수도 있습니다.

치매 위험군이 되지 않으려면 이것만큼은 실천해야 한다

2020년에 진타이유(Jin-Tai Yu) 등에 의해 연령별 알츠하이머형 치매 예방에 관한 과학적인 논문이 나왔습니다. 굉장히 흥미로운 내용이었습니다. 44,676건의 보고서 중 243개의 관찰적·전향적 연구와 153개의 무작위 비교 시험을 대상으로 한 체계적 리뷰와 메타 해석에 대한 것입니다.

알츠하이머병 예방을 위한 과학적 증거 기반의 가이드라인으로서 당뇨병, 고호모시스테인혈증, 불충분한 BMI(body mass index, 비만도를 나타내는 지수) 관리, 교육 저하, 중년기 고혈압, 기립성저혈압, 두부 외상, 지적인 활동 저하,

스트레스, 우울증 등 10가지 **위험인자**를 들어 주의를 환기하고 있습니다.

여기서는 치매를 멀리하는 습관을 몇 가지 소개해 드리도록 하겠습니다.

단순함의 효과를 무시해서는 안 된다

뇌 기능 영상이라는 게 있습니다. 예를 들어, **오른쪽 엄지손가락과 집게손가락을 맞추는** 동작을 했다고 합시다. 그러면 오른쪽 손가락의 운동을 담당하는 좌뇌의 운동야가 활성화됩니다. 뇌 기능 영상으로 뇌의 어느 부위가 특정 기능을 담당하는지 알 수 있는 것입니다.

그 동작을 집게손가락뿐 아니라 가운뎃손가락, 약손가락, 새끼손가락으로도 실시합니다. 조금 어려운 동작이므로 좌뇌의 운동야뿐 아니라 운동야 앞쪽에 있는 보충 운동야도 활성화됩니다.

더 어려운 동작을 해보겠습니다. 예를 들어, **엄지손가락을 새끼손가락, 가운뎃손가락, 새끼손가락, 집게손가락 순으로**

맞추면 운동야, 보충 운동야, 전두전야가 활성화됩니다.

그 외에 **계산하기, 도형 그리기, 말로 지시하기, 시간이나 장소를 파악하기, 회상하기** 등도 전두전야를 매우 잘 활성화시킵니다. 시간을 촉박하게 해서 계산 문제를 풀면 전두전야가 더욱 활성화됩니다. 요컨대 머릿속으로 생각하고, 계획을 세우고, 고민하고, 확인하면서 행동하면 전두전야가 활성화되는 것입니다.

치매가 시작된 사람은 전두전야의 반응이 둔해진다는 보고가 다수 있습니다. 그러므로 이런 사람은 상황에 맞게 사물을 생각하고 판단하고 행동하면 뇌 자극으로 매우 좋습니다.

그러나 뇌 활성화의 방식은 사람마다 다릅니다. **간단한 동작이나 사고로는 뇌 기능 영상으로 활성화를 확인할 수 없는 경우가 많습니다.** 그러므로 멍하니 타성적으로 행동하지 말고, 생각을 조금 비틀어서 더 고민해보고 행동하는 습관을 들이는 것이 좋습니다.

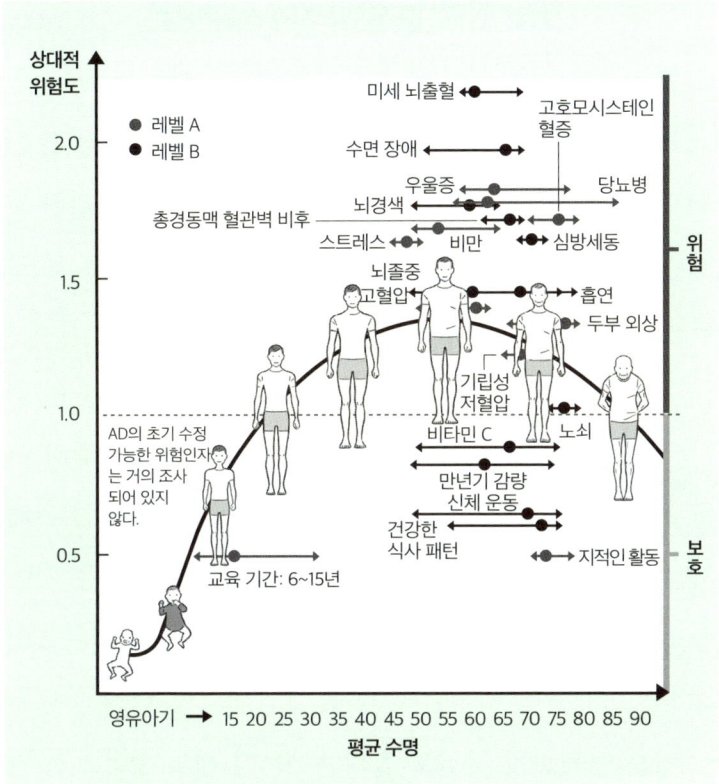

그림은 연령별 알츠하이머병 예방법을 보여준다. 레벨 A는 강하게 입증된 방법, 레벨 B는 약하게 입증된 방법이다. 가로축은 관찰적·전향적 연구의 평균 연령과 그 범위, 세로축은 상대적 위험도를 나타낸다. 상대적 위험도는 1보다 클수록 위험인자임을 나타내고, 1보다 작을수록 방어인자임을 나타낸다. 50세 무렵부터 위험인자 및 방어인자의 기간이 증가하는 것을 알 수 있다.
이 그림은 50세부터 치매 예방에 임해야 한다는 것을 명확히 보여준다. 운동을 하고 식사에 신경을 쓰고 체중과 혈압을 조절해야 한다. 노쇠(심신의 활력 저하)를 방지하고 잠을 잘 자고 지적 활동을 하면서 스트레스를 줄여야 한다. 그리고 비타민 C를 섭취하는 것도 중요하다.
※ 'Yu J-T, et al., J. Neurol Neurosurg Psychiatry, 2020;91:1201-1209'를 바탕으로 재작성

'햇빛 쐬기'를 일상적인 습관으로

여러분은 체내시계라는 것을 아십니까? 아침이 되면 눈을 뜨고 밤이 되면 졸리는 것은 체내시계의 작용에 의한 것입니다. 체내시계는 지구상의 생물이라면 선천적으로 갖추어져 있다고 여겨집니다.

그런데 인간의 체내시계 주기는 24시간보다 조금 더 긴 것으로 알려져 있습니다. 그냥 내버려두면 실제 시간과 어긋나기 때문에 가끔 리셋할 필요가 있습니다. 그러기 위해서는 아침에 일어나면 커튼을 열고 자연의 빛을 쐬는 것이 중요합니다. **아침의 빛을 쐼으로써 체내시계를 리셋하는 것입니다.**

저는 병원까지 전철로 출퇴근하는데 매일 왕복으로 약 5,000걸음 걷습니다. 맑은 날이라면 20분 정도 햇빛을 쐬게 됩니다. 점심시간에도 햇빛을 쐴 수 있도록 가급적 밖으로 나갑니다.

햇빛을 쐬는 것은 체내시계를 리셋하는 것 외에도 다양한 장점이 있습니다. 앞에서 설명한 바와 같이 **비타민 D를 섭취**할 수 있다는 것도 그중 하나입니다. 비타민 D에는 근육 수축을 도와주는 기능이 있습니다. 운동이 부족하면 만성적으로 비타민 D도 부족해지기 때문에 항상 주의를 기울여야 합니다.

비타민 D는 식사로 섭취하는 것 외에 필요량의 약 80%가 햇빛에 포함된 자외선을 쐬어 체내에서 생성됩니다. 최근에는 자외선을 피하는 생활 습관이 필요 이상으로 강조되는 경향이 있는데, 비타민 D를 생성한다는 관점에서는 바람직하지 않습니다.

또한 낮에 햇빛을 쐬면 **세로토닌이 분비**됩니다. 세로토닌은 뇌 내 신경전달물질 중 하나인데, 그 주요 작용은 기쁨이나 쾌락을 느끼게 하는 도파민이나, 공포나 놀라움 등을 느끼게 하는 노르아드레날린 등의 분비를 조절하는 것입니다.

세로토닌이 분비되면 정신은 안정되고 행복을 잘 느끼게 됩니다. 반대로 세로토닌 분비가 적어지면 도파민과 노르아드레날린을 제어하지 못해 기쁨이나 공포를 통제할 수 없게 됩니다. 그래서 공황장애나 우울증이 발병하기도 하고, 공격적인 성향이 나타나기도 합니다.

치매 환자는 뇌 내 세로토닌 분비가 적은 것으로 알려

져 있습니다. 달리 말하면 공황장애에 걸리거나 공격적으로 되는 등 치매의 정신 증상에는 세로토닌이 효과적일 수 있다는 뜻입니다.

또한 햇빛을 받으면 **멜라토닌이라는 호르몬도 증가하게 됩니다**. 멜라토닌은 수면 호르몬이라고도 불리는데, 밤에 수면을 촉진하는 호르몬입니다. 멜라토닌의 원료가 세로토닌이기 때문에 멜라토닌이 햇빛과 관련 있는 것입니다.

멜라토닌은 밤에 수면을 원활하게 만들어주고 수면 리듬을 개선하는 작용이 있습니다. 햇빛을 쐬는 양이 적으면 수면 균형이 크게 흔들리게 됩니다. **양질의 수면을 취하지 못한다면 치매에 걸리기 쉬운 것으로 알려져 있습니다.** 이처럼 햇빛은 치매와 여러 요인으로 얽혀 있습니다.

구강 관리를 게을리하는 사람은 치매에 대한 의식이 낮다

잇몸 질환이 있는 사람은 오연성 폐렴을 일으킬 위험이 있기 때문에, 올바로 양치질해서 청결한 구강 상태를 유지하는 것이 중요합니다.

잇몸 질환과 치매와의 관계는 앞으로도 지속적인 연구가 필요하지만, 2019년에 규슈대학 등의 연구팀에 의해 사람의 잇몸 질환 원인균인 진지발리스균(Pg균)을 전신에 만성 투여한 생쥐의 간에서 뇌 내 노인성 반점 성분인 아밀로이드 베타(Aβ)가 생산되었다는 사실을 처음 발견했습니다. 이전까지는 Aβ 노인성 반점이 뇌 안에서만 생산되고 축적되는 것으로 생각했습니다.

이런 연구를 통해 치매 치료법이 확립되기를 바라지만, 일단은 올바른 칫솔질과 치실 사용법을 익혀 잇몸 질환을 예방하는 것이 중요합니다.

잇몸 질환으로 잃어버린 치아의 개수가 많을수록 치매가 발병하기 쉽다는 것도 널리 알려져 있습니다. 혼란스러운 생활 습관이나 비만, 흡연 등이 잇몸 질환의 위험을 높이는 것도 밝혀진 사실입니다.

수면 부족은 치매의 위험성을 높인다는 사실을 알고 있는가?

알츠하이머형 치매가 왜 발병하는지, 그 원인이 무엇인지는 완전히 밝혀지지 않았습니다. 그렇기 때문에 치매에 잘 듣는 치료제가 아직 탄생하지 못한 것입니다. 그런데 치매를 일으키는 원인이 무엇인지에 대한 유력한 가설은 있습니다. 그것은 바로 **아밀로이드 베타설**입니다.

알츠하이머형 치매 환자의 뇌에 아밀로이드 베타라는 단백질이 쌓여 노인성 반점(아밀로이드 반점)을 형성한다는 사실은 확실히 관찰되고 있습니다. 그 아밀로이드 베타가 뇌에 축적되어서 뇌의 신경세포를 파괴하고(해마 등이 위축) 치매를 발병시킨다는 가설이 아밀로이드 베타설입니다.

아밀로이드 베타는 뇌 활동에 의해 생기는 노폐물의 일종이며, 한번 쌓이면 제거하기 어렵습니다. 그러나 전부 뇌 안에 쌓이는 것은 아니고 일부는 배출되고 있습니다. 그렇다면 아밀로이드 베타는 언제 배출될까요?

아밀로이드 베타는 **논렘수면(뇌가 휴식하는 수면)을 취할 때 뇌 속으로부터 배출**됩니다. 다시 말해, 수면 부족이거나,

잠이 얕아서 논렘수면 시간을 확보하지 못하면 아밀로이드 베타는 배출되지 않고 서서히 뇌에 축적되어 알츠하이머형 치매의 발병 위험을 높일 수 있습니다.

앞서 설명한 것처럼 세로토닌은 햇빛을 받아 만들어지는데, **수면이 불규칙해지면 낮의 활동량이 떨어지기 때문에 세로토닌이 감소하게 됩니다.** 그러면 세로토닌에서 만들어져서 수면을 촉진하는 멜라토닌이 부족해지고 불면증이 생기는 악순환에 빠지게 됩니다.

조금 다른 관점에서 수면을 생각해봅시다. 수면은 양과 질이 중요한데 요즘 **수면무호흡증**(SAS, sleep apnea syndrome)이라는 말을 자주 듣습니다. SAS는 수면 중에 무호흡을 반복함으로써 다양한 합병증을 일으키는 질병입니다.

일본호흡기학회에 따르면 성인 남성의 약 3~7%, 성인 여성의 약 2~5%에서 수면무호흡증을 관찰할 수 있다고 합니다. **남성은 40~50대가 절반 이상을 차지하고, 여성은 폐경 후 증가**하는 것으로 알려져 있습니다.

SAS의 원인은 공기가 통하는 길인 상기도가 좁아지는 것입니다. 상기도가 좁아지는 것은 비만으로 인해 목이나 목 주위에 지방이 붙으면서 발생합니다.

또 비만이 아니더라도 편도 비대, 비염, 비중격 만곡, 턱의 후퇴, 작은 턱 등도 SAS가 발병하는 원인이 됩니다. **코골이, 야간 빈뇨, 주간 졸음, 기상 시 두통** 등이 있는 경우에는 일단 전문의와 상담하는 것이 좋습니다.

나이가 들수록 여러 가지 스트레스가 쌓이고 신경 쓰이는 것이 많아져서 불면증이 생기는 경우도 있습니다. 술을 마시면 잠이 잘 온다는 사람도 있지만, 알코올은 수면의 질을 나쁘게 만들 뿐입니다.

게다가 나이가 들면 운동 부족, 근무 체계의 변화, 카페인이 들어간 음료 등 젊었을 때는 아무런 영향이 없었던 것들이 원인이 되어 수면 장애를 일으킬 수도 있습니다.

직장이나 집에서 의식적으로 깊이 호흡해보자

스트레스가 신체에 악영향을 미치는 것은 잘 알려진 사실입니다. 스트레스와 관련된 질병의 대표적인 예로는 우울증, 공황장애, 위궤양, 십이지장궤양 등이 있습니다. 그리고 스트레스는 치매(특히 알츠하이머형 치매)에도 관여하고 있다고 보입니다.

스트레스를 느끼면 **코르티솔**이라고 하는 호르몬이 분비됩니다. 이 호르몬은 스트레스 호르몬이라고도 하는데, 이것이 분비되면 심박수가 올라가고 혈압이 상승합니다. 그렇게 되면 말단 혈관은 수축하게 되어 전신의 혈액순환이 나빠지게 됩니다. 그 결과 뇌에 혈액이 잘 전달되지 않아서 산소와 영양이 뇌까지 원활하게 운반되지 않게 됩니다. 산소와 영양은 뇌가 기능을 유지하기 위해서는 필수적입니다. 그것이 통하지 않는다면 뇌의 신경세포는 약해지거나 죽어버려서 인지 기능의 저하를 초래하게 됩니다.

그뿐만이 아닙니다. 스트레스 호르몬은 뇌 신경세포를 직접 공격하기도 합니다. 공격당한 부위는 파괴되고 위축되어 버립니다. 특히 **위축되기 쉬운 것은 기억을 담당하는 기관인 해마입니다.**

실제로 평균 연령 48세의 남녀 2,000명을 대상으로 미국에서 실시한 조사에서는, 코르티솔 수치가 높은 사람은 건망증이 많고 뇌의 방선관(뇌 안에서 정보를 이동시키는 부위)이나 뇌량의 손상이 컸습니다. 또한 코르티솔 수치가 높은 사람의 뇌는 사고, 감정, 발화, 근육의 작용을 담당하는 대

뇌가 작다는 결과를 얻었습니다.

업무 때문에 피곤하거나 스트레스를 느낄 때는 휴식을 취하는 것이 가장 좋습니다. 휴식을 취할 때의 호흡법으로는 **횡격막을 사용하는 복식 호흡을 추천**합니다. 코로 숨을 들이마시고 오므린 입으로 천천히 내쉬는 방법입니다. **코로 들이마시는 시간을 1이라고 한다면 입으로는 천천히 2의 시간을 들여 내쉽니다.** 크게 손을 벌리고 호흡하면 기분이 좋아집니다. 누워서 호흡하는 것이 좋지만 앉아서 해도 괜찮습니다.

어깨나 목 주위의 체조, 몸을 비트는 동작도 중요합니다. 온몸을 움직이는 것이 바람직하지만, 잠에서 깼을 때나 쉬는 시간에 혹은 목욕이 끝난 후에 살짝만 움직여도 괜찮습니다.

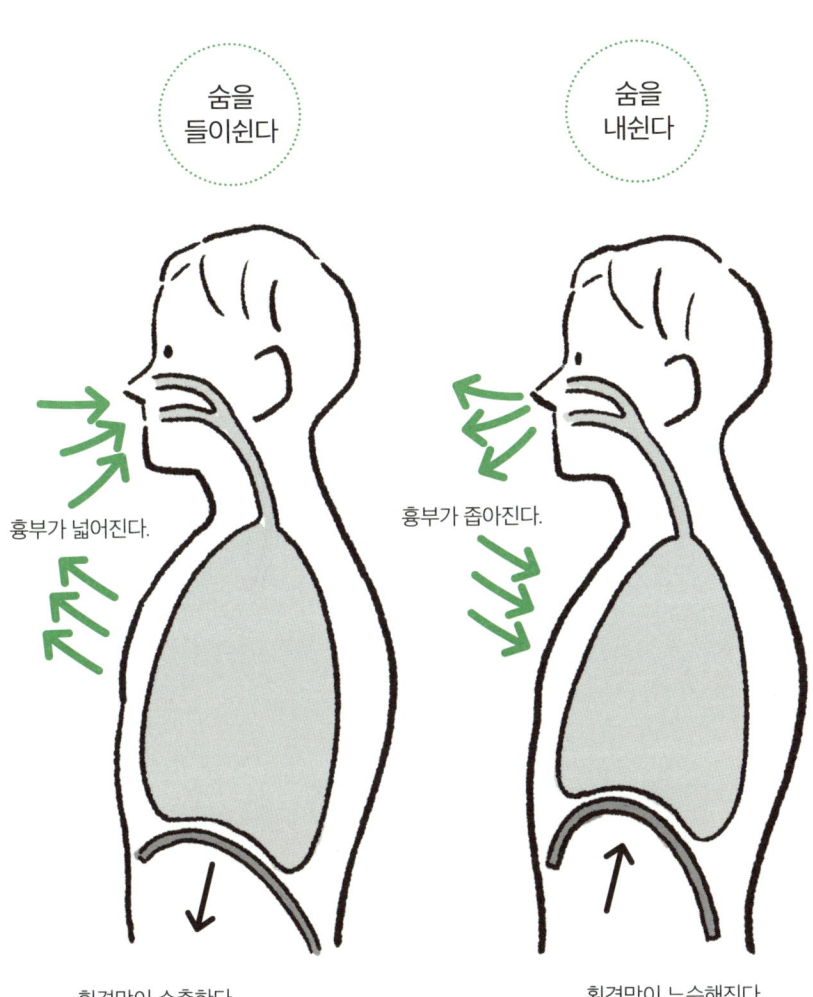

각각의 자세에서 천천히 크게 호흡해보십시오. 조금 힘들 수도 있지만, 각각의 자세를 10~30초 유지합니다. 이 과정을 몇 세트 실시합니다. 힘을 주지 말고, 통증이 느껴지지 않는 범위 안에서 실시하십시오.

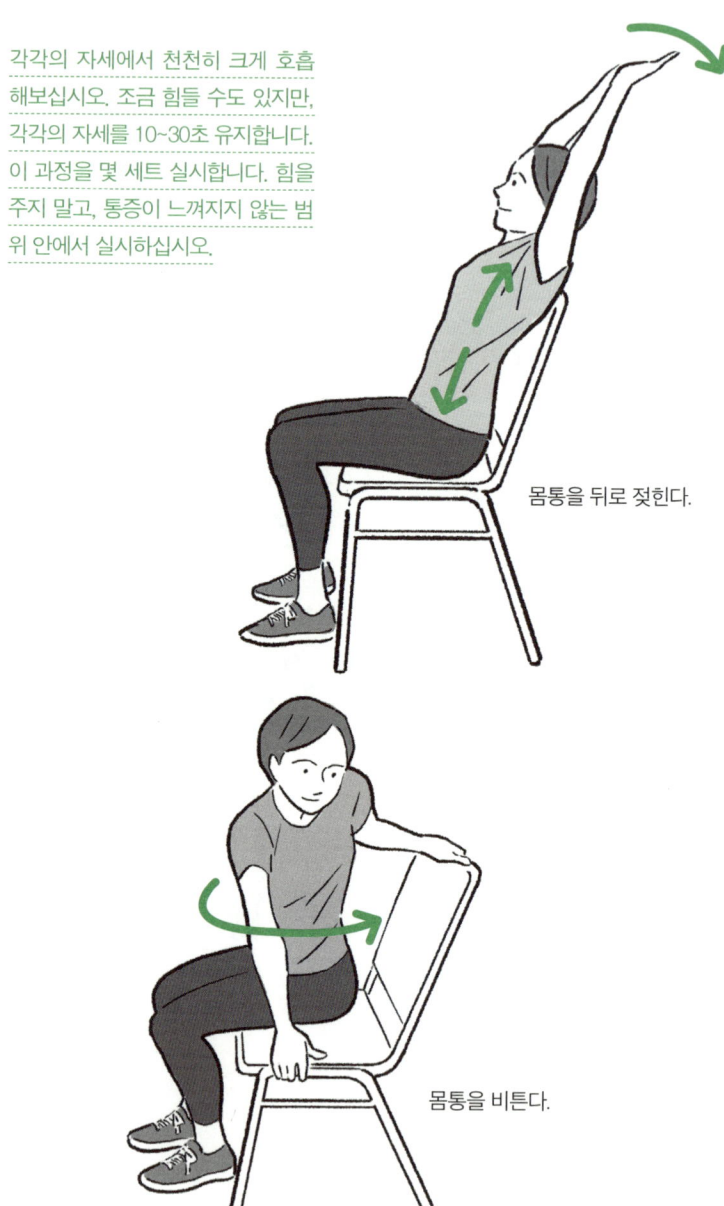

몸통을 뒤로 젖힌다.

몸통을 비튼다.

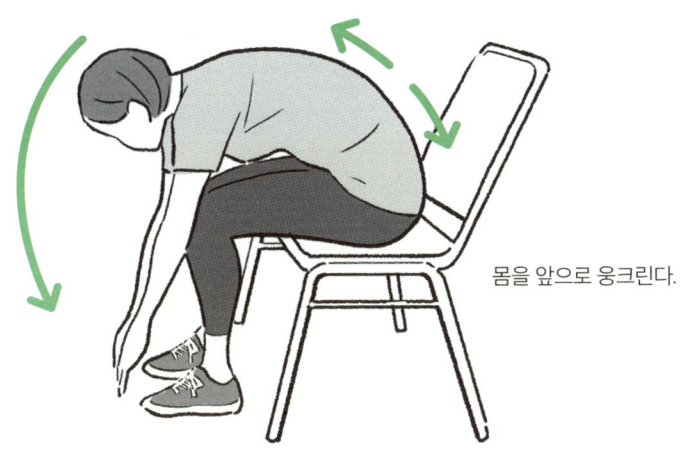

몸을 앞으로 웅크린다.

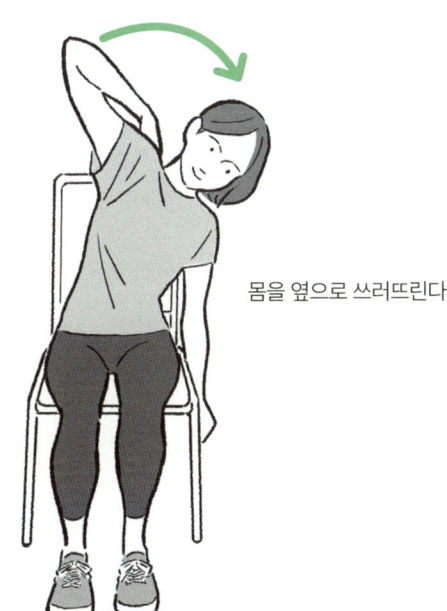

몸을 옆으로 쓰러뜨린다.

2~3분 제대로 펴주면
근육이 늘어나는 효과를 볼 수 있습니다.

뇌의 인지 기능 높이기

웃음이 부족하지 않은가?
'웃으면 복이 온다'

구라시키중앙병원의 미야케 유는 '건강에 미치는 웃음 효과의 문헌학적 고찰'이라는 논문에서 웃음의 효과를 신체 면과 정신 면에 미치는 것으로 나누고, 신체 면에서는 **통증 완화, NK세포**(natural killer cell, 병원균이나 암세포를 공격하는 면역세포) 등 면역계에 대한 효과, 혈당 상승 억제 작용을 들었고, 정신 면에서는 불안이나 긴장 완화, 스트레스 완화 등을 들었습니다.

미소를 지으면 주변 사람들에게 주는 인상도 좋아질 것이고, 웃음이 터지고 대화가 시작되면 저절로 사람들이 모여들기 마련입니다. 즐거운 분위기는 매우 좋습니다. 텔레비전을 보고 웃는 것도 좋지만, 사람과의 대화를 통해 웃는 것이 더 많은 정보를 얻고 더 많은 자극을 받을 수 있습니다.

살찔 걱정이 들지만
포기할 수 없는 지방

식사를 통한 치매 예방 효과에 대해서는 특히 **생선 섭취**에 관한 논문이 많습니다. 오래전 논문이지만, 약 100년 전에 오키나와에서 브라질로 이주한 사람들의 치매 발생률 보고(오키나와에서는 생선 섭취량이 많았기 때문에 치매 발병률이 낮았지만, 이주로 인해 생선 섭취량이 줄어 치매 발병률이 높아졌다)도 있습니다. 프랑스 연구에서는 적어도 일주일에 한 번 이상 생선을 섭취하는 사람은 치매 발병률이 약 40% 경감된다고 합니다.

생선 섭취는 **치매뿐 아니라 심장 질환도 줄여준다**는 보고도 있습니다. 생선 섭취와 심장병의 관계에 대해서는 지금까지 수많은 연구가 이루어지고 있으며, 적어도 일주일에 한 번 생선을 먹는 사람은 거의 먹지 않거나 전혀 먹지 않는 사람에 비해 심장병으로 사망할 가능성이 작다는 유력한 보고가 있습니다.

그중에서도 **오메가-3 지방산이 풍부하게 들어 있는 생선은 심장에 좋다**는 데 전문가들의 의견이 일치하고 있습니다.

오메가-3 지방산은 다가불포화지방산의 하나입니다. 여러 분들이 흔히 들어서 익숙한 EPA(에이코사펜타엔산)나 DHA(도코사헥사엔산)가 오메가-3 지방산 계열에 속해 있습니다.

EPA나 DHA는 **지방이 많은 생선**(고등어, 송어, 청어, 정어리, 참치, 연어 등)이나 **갑각류**(게, 새우 등), **조개류**(홍합, 굴 등)에 많이 포함되어 있습니다.

덧붙여, 오메가-3 지방산 보충제도 시중에 많이 나와 있습니다. 하지만 후생노동성은 아직 안타깝게도 '오메가-3 지방산 보충제가 심장병을 예방하는 것은 증명되지 않았다.'라고 밝히고 있습니다.

뇌 활성화에 필수적인 항산화 대책

우리는 호흡을 함으로써 폐로 산소를 들이마시고 혈액으로 영양을 온몸에 퍼뜨립니다. 이 산소의 일부가 비정상적으로 활성화된 상태가 활성산소입니다. 활성산소는 보통 우리 몸의 대사 과정에서 중요한 역할을 하지만, **과잉 생산되면 세포 장애를 초래하게 됩니다.** 활성산소는 암이나 심장 질환을 비롯해 생활습관병 등 다양한 질환의 요인이 되는 것입니다.

우리 몸에는 활성산소의 상해로부터 몸을 보호하는 항산화 방어 시스템이 있는데, 활성산소의 생산이 항산화 방어 시스템을 능가하는 상태를 산화 스트레스 상태라고 합니다. 그러므로 산화 스트레스 상태가 되지 않도록 항산화 방어 시스템이 잘 작동하도록 만들어야 합니다.

항산화 방어 시스템에는 내인성 요인과 외인성 요인이 있습니다. 내인성 요인은 수퍼옥시드 디스무타제, 카탈라아제, 글루타티온 퍼옥시다아제 등의 항산화 효소입니다. 외인성 요인은 항산화 물질이며 비타민 C, 비타민 E, 카로테노이드류, 카테킨류 등이 있습니다. 이 두 가지가 복잡하게 얽혀 항산화 방어 시스템을 조절하고 있는 것입니다.

산화 스트레스는 자외선, 방사선, 대기 오염, 흡연, 산화된 물질의 섭취 등으로 인해 발생합니다. 또한 **과도한 운동이나 스트레스도 활성산소의 생산을 촉진해 산화 스트레스를 일으키는 요인**이 됩니다.

2019년에 쓰쿠바대학의 연구에서 항산화 물질인 연어나 새우 등에 많이 포함된 아스타잔틴을 섭취하며 저강도 운동을 실시하면 단기 기억과 관련된 해마의 기능을 높인다고 보고했습니다. 그리고 여기에는 해마 속의 렙틴이 관여한다고 합니다.

앞에서 오메가-3 지방산이 많이 들어 있는 어패류나 갑각류 등을 섭취하는 것을 권장했는데, **항산화 물질인 비타민 C를 중장년부터 적극적으로 섭취하는 것**은 알츠하이머형 치매 예방에도 유용합니다.

따라서 산화 스트레스 방지를 위해서는 평소에 균형 잡힌 식사, 적당한 운동 습관 및 충분한 수면을 통해 항산화 방어 시스템을 좋은 상태로 유지해두는 것이 중요합니다.

일본의 건강 증진 정책인 '건강일본 21'에서는 성인의 하루 야채 섭취 목표량을 350g 이상으로 정하고 있습니다. 저도 항산화 방어 시스템을 최대한 활용하기 위해 항산화 물질이 풍부하게 들어 있는 채소나 과일을 가급적 많이 매일 섭취하고 있습니다. 가끔 아침에 일어나면 벌레가 되어 있지 않을까 싶을 만큼 많이 먹습니다.

비만은 만병의 근원!
BMI를 파악하는 올바른 방법

BMI(body mass index=체질량 지수)는 체중과 키를 활용해 비만도를 나타내는 국제적인 지표입니다.

BMI는 아래의 계산식으로 구합니다.

BMI=체중(kg)÷키(m)÷키(m)

또한 적정 체중은 다음의 계산식으로 구합니다.

적정 체중=키(m)×키(m)×22

예를 들어, 170cm에 65kg인 사람의 BMI는 22.49, 적정 체중은 63.58kg입니다.

건강을 유지하기 위해서는 평소에 BMI를 파악해두는 것이 중요합니다. 매일 정해진 시간에 체중을 재는 것이 좋습니다. 저는 잠자기 전에(하루 중에서 가장 체중이 늘었다고 생각하는 때) 꼭 체중을 잽니다.

세계보건기구(WHO)에서는 BMI 판정 기준을 213쪽의 표와 같이 발표했습니다.

또 후생노동성의 '식사 섭취 기준(2020년판)'에서는 연령별 BMI의 목표치를 정하고 있습니다. 18세 이상은 남녀 불문하고 24.9까지를 상한으로 둡니다. 그 외에는 50~64세가 20.0이고, 65세 이상이 21.5입니다. 65세 이상의 기준이 50~64세의 기준보다 높은 이유는 예방을 중시하기 때문입니다.

일본에는 세계적으로 유명한 역학 연구가 있습니다. 후쿠오카현 히사야마정 주민의 데이터를 규슈대학이 1961년부터 계속 수집·분석하고 있는 히사야마정 연구입니다. 그 연구에서 치매 위험인자의 추이를 살펴보면 BMI가 25 이상인 사람의 비만, 당뇨병, 당 대사 이상, 고지혈증의 빈도가 시간이 갈수록 남녀 모두 급증하고 있다는 사실을 알 수 있습니다.

그렇다면 비만과 치매 사이에는 상관관계가 있는 것일까요? 정답은 '큰 상관관계가 있다'입니다. **비만으로 인해 알츠하이머형 치매나 혈관성 치매가 발병하는 비율이 높아집니다.**

미국에서는 40~45세의 1만 276명을 27년간 추적 조사한 결과 **BMI 30 이상인 비만자의 치매 발병 위험은 그 이하의 사람에 비해 1.74배**라고 밝혀졌습니다. 특히 중년기에는 체중 조절이 중요하다는 것을 보여줍니다.

다만 고령자가 되면 너무 마른 것도 위험인자가 됩니

세계보건기구(WHO)의 판정

BMI값	판정
16 미만	지나친 저체중
16.00~16.99	저체중
17.00~18.49	약간 저체중
18.50~24.99	보통 체중
25.00~29.99	비만 전 단계
30.00~34.99	비만(1도)
35.00~39.99	비만(2도)
40.00 이하	비만(3도)

다. 노화에 따라 전신 근육량은 점점 감소하는 것이 일반적입니다. 그러면 체성분에서 지방 비율이 증가하게 됩니다. 지방 비율 증가는 곧 실질적인 비만으로 볼 수도 있습니다. 그러므로 **고령자가 너무 마른 것도 치매 발병 위험을 높인다고 할 수 있습니다.**

65세 이상 고령자의 BMI 기준이 50~64세의 기준보다 높은 것은 그 부분도 고려하고 있기 때문입니다.

몇 살이든
포기하지 않는 인생을!

　적당한 의욕이 없으면 일이 잘 풀리지 않는 것은 당연한 일입니다.

　우리는 뇌졸중 후유증인 경도나 중등도 상지 마비 환자에게 반복성 두개 자기 자극과 집중적 재활 치료를 병행했습니다. NEURO라는 치료법을 세계 최초로 실시한 것입니다.

　많은 사람을 치료해서 좋은 결과를 얻었는데, 치료 인원이 1,000명이 넘었을 무렵에 연령별로 개선도 비교를 해보았습니다. 흔히 젊은 사람들의 개선도가 좋다고 생각하기 십상이지만, 결과는 전혀 달랐습니다. 80세 이상의 초고령자와 60세 이하의 환자 사이에 개선도의 차이가 나타나지 않은 것입니다.

　이 요법은 나이에 따른 결과의 차이가 없었고, 그보다는 환자의 의욕이 치료 효과에 가장 중요한 요인이었습니다. 중요한 것은 환자의 적극적인 태도였던 것입니다.

　의욕을 내라는 말은 쉽게 할 수 있지만, 행동으로 옮기

기는 쉽지 않습니다. 원래 사람은 게으른 동물이기 때문입니다. 약간 힘든 목표 설정을 하지 않으면 점점 편한 쪽으로 흘러가려고 하는 경향이 있습니다. 마음을 다잡고 자신의 목표를 주변에 단정적으로 선언해버리는 것은 자신에게 동기부여를 하는 좋은 수단입니다. **남들에게 말해버리면** 결과를 내놓기 위해 어떻게든 노력할 수밖에 없으니까요. 그러므로 꼭 해내야 할 일이 있다면 주변에 이야기부터 해놓고 시작하시기를 바랍니다.

제가 담당하는 외래 환자는 대부분 뇌졸중 후유증을 앓고 있는 사람입니다. 교과서에는 발병 후 반년이 지나면 후유증이 나아지지 않는다고 적혀 있습니다. 하지만 환자는 무언가 조금이라도 나아지고 싶어서 저를 찾아옵니다. 자기 자극 치료나 보툴리눔 치료 등을 시행하고 결과를 확인하고 다시 시행하는 일의 반복입니다.

10년 이상 치료받고 있는 사람도 매우 많습니다. 놀라울 정도로 개선되는 사람도 있고, 아주 천천히 개선되더라도 의욕을 가지고 꾸준히 노력하는 사람도 있습니다. 몇 살이 되든 의욕은 매우 중요하며 언제까지고 계속 지니고 있어야 할 가치가 있습니다.

제6장

혈관과 혈류를 깨끗이 하기

고혈압, 고혈당으로
죽고 싶지 않다면 지녀야 하는
마음가짐

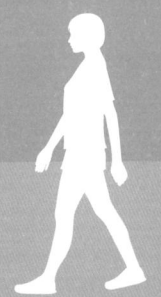

고혈압의 가장 큰 원인은 '나이' 그렇다면 어떻게 해야 하는가?

'고혈압은 위험합니다.'

'고혈압을 주의합시다.'

잡지나 인터넷 광고 등에서 매일같이 보거나 듣는 말입니다. 그래서 고혈압을 무섭다고 생각하면서도 너무 귀에 익은 탓인지 무심코 만만하게 보기도 합니다. 게다가 고혈압은 자각증상도 거의 없습니다.

하지만 **고혈압은 무시해서는 안 됩니다**. 고혈압은 뇌졸중이나 심근경색 등을 불러일으킬 가능성이 높은 요주의 생활습관병입니다. 여기에서는 고혈압이 얼마나 무서운지 알려드리겠습니다.

　인간은 심장이라는 펌프에서 정기적으로 혈액을 온몸으로 보내는 덕분에 살아갈 수 있습니다. 혈액이 전달되는 혈관이 딱딱해지거나 막히면 혈류의 흐름이 나빠져서 심장의 부담이 늘어나게 됩니다.

　혈압은 앉거나 누운 상태에서 팔로 측정하는 경우가 대부분인데, 심장은 혈액을 온몸으로 보내는 네 개의 방으로 이루어진 펌프이기 때문에, 심장과 가까운 곳의 혈압이 높고 손끝이나 발끝의 말초로 갈수록 혈압이 낮아집니다. 그래서 목욕을 한 후나 추운 곳에서는 말초 혈관이 열리거나 닫힘으로써 혈압이 변동합니다.

　예를 들어, 혈압이 120/80으로 측정되었다고 합시다. 120은 **수축기 혈압**으로, 심장이 온몸에 혈액을 보낼 때의 최고 혈압입니다. 80은 **확장기 혈압**으로, 심장이 혈액으로 채워진 상태의 최저 혈압을 말합니다. 이 **수축기 혈압이 140 이상이거나 확장기 혈압이 90 이상이 되면 '고혈압'**으로 진단합니다. 확장기 혈압만 높은 경우는 말초 동맥이 동맥경화를 일으켰다고 생각할 수 있습니다.

유전이라서 어쩔 수 없다고 생각하는가?

후생노동성이 3년마다 실시하는 '환자 조사'의 2017년 조사에 따르면 고혈압성 질환의 총 환자 수(지속적인 치료를 받고 있다고 추측되는 환자 수)는 993만 7,000명이며, 이전 조사보다 약 17만 1,000명 감소했습니다. 고혈압은 다양한 질환에 영향을 미치기 때문에 고혈압 조사는 매우 중요합니다.

고혈압의 원인은 대부분 유전적 요인과 환경적 요인이며, 막을 수 있는 위험인자와 막을 수 없는 위험인자가 있습니다. 막을 수 있는 위험인자로는 **생활습관병이 있습니다. 생활습관병을 예방하는 것은 뇌졸중이나 치매 예방에도 도움이 됩니다.**

막을 수 없는 위험인자의 대표적인 예는 노화입니다. 고혈압의 발병 수는 노화와 함께 많아지며, 2018년 '국민 건강 영양 조사'에 따르면 65~74세는 **남성 72.9%, 여성 62.1%, 75세 이상은 남성 78.2%, 여성 77.9%가 고혈압**이라고 합니다.

나이가 들면서 혈압이 올라가는 이유는 혈관에 문제가

발생하기 때문입니다. 혈관은 흔히 관이나 호스에 비유됩니다. 관이나 호스는 오랜 세월이 지나거나 환경이 나쁘면 부식되고 딱딱해지고 깨지기도 합니다. 혈관도 마찬가지입니다. 나이가 들면 혈관이 약해지거나 막히거나 굳어져서 고혈압으로 이어지는 것입니다.

따라서 뇌졸중, 심장질환, 치매 같은 혈관 관련 장애는 노화가 불가피한 위험인자일 수밖에 없습니다.

건강의 2차 피해를 일으키지 않는 알맞은 수치는?

고혈압으로 인해 가장 위험이 높아지는 질병은 뇌졸중입니다.

수축기 혈압(최고 혈압)이 10 상승하면 뇌졸중 위험이 남성은 약 20%, 여성은 약 15% 높아집니다. 또한 고혈압을 장기간 방치하면 혈관에 부담이 쉽게 가서 혈관 질환이 더 많이 발병합니다. 즉 뇌졸중이나 심근경색을 일으키기 쉬워지는 것입니다.

고혈압 진단을 받아도 실제로는 별로 증상이 없습니다.

하지만 고혈압을 방치하면 본인도 모르는 사이에 동맥경화가 진행되고 목숨이 위태한 질병에 걸려버립니다. 그래서 고혈압을 '침묵의 살인자(silent killer)'라고 부르기도 합니다.

고혈압을 개선하는 방법에 관해 설명하기 전에 먼저 '어느 정도의 혈압을 목표로 할 것인지'부터 살펴보아야 합니다.

2019년에 일본의 고혈압 분류인 '고혈압 치료 가이드라인'이 개정되면서 기준이 조금 엄격해졌습니다. 그 근거가 된 것이 당뇨병이나 뇌졸중에 걸린 적 없는 50세 이상의 고혈압 환자 약 1만 명을 대상으로 혈압 목표치를 120으로 설정한 엄격한 치료군과 140으로 설정한 기존 치료군으로 나누어 진행한 비교 대조 시험입니다.

그 결과 엄격한 치료군에서 뇌졸중, 심근경색, 심부전, 심혈관 괴사 등 심혈관 질병이 유의미하게 줄어드는 것으로 판명되었습니다. 쉽게 말하면 **혈압이 높을수록 심혈관 질병의 발병률이 높아진다**는 것입니다.

혈압 강하제를 복용하지 않은 사람의 경우 뇌졸중 발병률이 가장 낮은 그룹은 정상 혈압(수축기 혈압 120 미만, 확장기 혈압 80 미만) 그룹이었습니다. 혈압 강하제를 복용하는 사람이나 뇌혈관 장애 등 기존 질환이 있는 사람은 의사의 지도

성인의 혈압 수치 분류(mmHg)

분류	진찰실 혈압		가정 혈압	
	수축기 혈압 (최고 혈압)	확장기 혈압 (최저 혈압)	수축기 혈압 (최고 혈압)	확장기 혈압 (최저 혈압)
정상 혈압	<120 그리고 <80		<115 그리고 <75	
높은 정상 혈압	120~129 그리고 <80		115~124 그리고 <75	
고혈압 전 단계	130~139 또는 80~89		125~134 또는 75~84	
고혈압 1기	**140~159 또는 90~99**		**135~144 또는 85~89**	
고혈압 2기	**160~179 또는 100~109**		**145~159 또는 90~99**	
고혈압 3기	**≥180 또는 ≥110**		**≥160 또는 ≥100**	
(고립성) 수축기 고혈압	≥140 그리고 <90		≥135 그리고 <85	

※ 굵은 글씨 부분이 일반적으로 말하는 고혈압(일본고혈압학회 '고혈압 치료 가이드라인 2019'에서 발췌)

하에 연령에 따라 치료 목표를 130/80 미만 혹은 140/90 미만으로 할 수 있을 것입니다.

고혈압에도 단계가 있습니다. 가이드라인에서는 고혈압을 1기, 2기, 3기의 세 단계로 나누어 질병 위험성과 아울러 언제 어떻게 치료할지 의사가 판단하게 되어 있습니다. 혈압이 높은 사람은 얼른 병원에 가서 상담하시기를 바랍니다.

가장 먼저
소금의 양을 줄인다

    고혈압 예방에 필수적인 것이 우선 생활 습관의 재검토입니다.

    가장 먼저 해야 할 일은 **소금 섭취량을 줄이는 것입니다**. 지금은 인터넷으로 식사에 어느 정도의 염분이 포함되어 있는지 검색할 수 있고, 편의점에서 팔고 있는 음식에도 염분량을 확실히 기재하기 때문에 신경 써서 알아보는 것이 중요합니다.

    일본의 건강 정책인 '건강일본 21(제2차)'의 소금 섭취 목표치는 하루에 8g 미만이지만, 일본고혈압학회는 고혈압 환자에게 저염 목표를 **하루에 6g 미만**으로 할 것을 강력히 권장합니다.

    잘 살펴보면 우리는 평소에 많은 염분을 섭취하고 있다는 것을 알 수 있습니다. 그러므로 염분이 많은 라면이나 국수의 국물을 가급적 마시지 말아야 합니다. 초밥도 간장을 찍어 먹지 않는 편이 좋습니다. 음식을 만들 때 저염 간장을 사용하면 염분 섭취량을 조금이나마 낮출 수 있습니다.

　염분을 너무 많이 섭취하면 혈액 속의 염분 농도를 낮추려고 수분 섭취량이 증가합니다. 라면을 먹은 후 갈증이 나고 물을 마시고 싶어지는 것은 그 때문입니다. 그 결과 **혈액량이 증가하고 심장에서 송출되는 심박출량이 늘어나서 혈압이 올라갑니다.** 혈액 속의 염분을 빨리 빼내려고 심장에서 신장으로 많은 혈액을 보내는 것도 혈압을 높이는 요인입니다.

　신장은 나쁜 물질을 몸 밖으로 내보내는 거름망과 같은 기관입니다. 신장에는 혈관이 집중적으로 모여 있습니다. 혈관의 동맥경화가 진행되거나 고혈압으로 큰 부하를 받으면 신장의 기능이 나빠집니다. 고혈압 때문에 신체 내부의 여러 기관이 고장 나는 악순환에 빠지는 셈입니다.

쓸모없는 내장지방을 없애자

　오늘날은 식량이 넘쳐나는 시대이며 다양한 음식을 자유롭게 먹을 수 있습니다. 염분 섭취량과 더불어 식생활

전체적으로 고민해야 할 게 많은 시기입니다. 특히 과식과 과음을 삼가고 비만, 그중에서도 **내장지방형비만을 해소하는 것**이 매우 중요합니다. 앞에서 설명한 BMI(체중(kg)÷키(m)÷키(m)) 값이 25 이상이면 체중 감량을 시작하는 것이 좋습니다.

보통 성인은 **하루 총 섭취 칼로리가 1,600kcal이면 비만이 되는 경우가 거의 없습니다**. 또한 밤늦게 먹거나 자기 전에 먹는 것을 가능하면 피해야 합니다. 야간에는 소비 에너지가 줄어들기 때문에 몸 안에 지방이 쉽게 쌓이므로 조심해야 합니다.

인슐린은 비만과 관련 있습니다. 인슐린은 당을 에너지로 바꾸는 호르몬인데, **내장지방이 늘어나면 그 기능이 나빠지게 됩니다**. 기능이 나빠진 대신에 인슐린을 많이 분비하게 됩니다. 인슐린은 신장에서 염분을 배출하기 어렵게 하는 작용이 있으므로, 인슐린이 많이 분비되면 혈중 염분 농도가 높아져 고혈압을 초래합니다. 또 인슐린은 혈액 속의 당을 조절하는 기능도 있는데, 자율신경 중 교감신경을 자극하기 때문에 혈압을 높입니다.

예를 들어, 당뇨병 환자 중 고혈압인 사람의 비율은 당뇨병이 아닌 사람의 약 두 배 정도 높습니다. 당뇨병으로 혈당이 높아지면 동맥경화가 진행되어 혈압이 올라가 버리기 때문입니다. 또한 **고혈압인 사람은 당뇨병에 걸리기 쉽기 때문에 주의가 필요**합니다.

내장지방이 많은 사람의 고혈압에는 특징이 있습니다. **확장기 혈압이 먼저 높아졌다가 점차 수축기 혈압도 높아지는 것**으로 알려져 있습니다. 금세 다양한 혈액 수치에 악영향을 미치고 대사증후군으로 진행하는 경우도 많습니다.

채소와 과일은 혈압을 낮추는 칼륨을 풍부하게 함유하고 있기 때문에 칼로리 조절을 하면서 적극적으로 먹어야 합니다. 과일은 하루에 오렌지 한 개와 바나나 한 개 정도가 적당합니다.

또한 채소, 해조, 콩에 포함된 칼륨, 마그네슘, 칼슘 등의 미네랄 및 식이섬유는 혈압을 낮추는 작용을 합니다. 가능한 한 무첨가물·무농약의 음식을 섭취하고, 생선이나 채소를 중점으로 하는 균형 잡힌 식사를 하도록 노력해야 합니다.

참고로 **채소의 목표 섭취량은 하루 350g**입니다. 그러나 신장 기능이 약해진 사람은 칼륨을 제한해야 하므로 채소 섭취량을 약간 낮춰야 합니다.

1990년대 미국에서 혈압을 올리지 않기 위해 'DASH 음식'을 고안했습니다. DASH는 dietary approaches to stop hypertension의 약자이며, '고혈압을 막는 식사법'이라는 의미입니다. 육류, 감미료 등 고지방, 고콜레스테롤 음식을 자제하고 채소, 과일, 견과류, 콩류, 어류, 저지방 유제품, 곡류 등을 중심으로 한 복합식입니다. **저지방, 저콜레스테롤 음식으로 칼륨, 칼슘, 마그네슘 등 미네랄류를 많이 섭취하고 불포화지방산을 많이 함유한 어류를 적극적으로 섭취할 것을** 권장하고 있습니다. 우리의 식생활에도 참고할 만합니다.

식사량을 무작정 줄이면 안 된다

식사는 '균형'이 중요합니다. 하지만 스트레스, 업무, 인간관계 등에 따라 의외로 식사의 균형을 잡기가 어려운 실정입니다. 의식적으로 올바른 식사 습관을 들이도록 유의해야 합니다.

그중에서도 중요한 것은 영양소의 균형입니다. 칼로리

를 적당히 섭취하는 것과 더불어 아침, 점심, 저녁 식사의 편중을 없애고, 가능한 한 많은 품목을 섭취해야 합니다. **비타민과 칼슘, 단백질, 지방 등의 균형을 맞추는 것도 중요합니다.**

또한 칼로리를 무작정 줄이는 것도 삼가야 합니다. 저는 하루에 1,600~1,800kcal 정도를 권장합니다. 섭취량을 너무 극단적으로 줄이면 몸에 무리가 가고 건강을 악화시킬 수 있습니다.

섭취 열량이 많고 운동 습관도 없으면 뇌혈관 질환이 생기기 쉬워지고, 혈액순환이나 뼈 성장에도 악영향을 미칩니다. 적정 체중을 파악하고 목표를 세워서 실천해야 합니다.

식사 횟수는 아침, 점심, 저녁으로 하루 세 끼 먹는 것이 일반적입니다. **식사 횟수를 두 번으로 줄이는 것은 오히려 살이 찌는 원인이 된다고** 알려져 있습니다. 왜 세 끼 식사보다 두 끼 식사가 살찌는 원인이 될까요? 배고픈 상태에서는 흡수가 촉진되어 음식을 먹는 족족 지방으로 축적될 가능성이 높기 때문입니다. 또한 배가 고프면 한 번의 식사량도 많아질 공산이 큽니다. 반대로 **하루 섭취량을 바꾸지 않고 식사 횟수를 4~5회로 늘리는 것은 효과적입니다.**

또한 식사 시간을 길게 취하는 것도 감량 효과가 있습니다. 빨리 먹으면 자기도 모르게 많이 먹게 되고, 소화도 잘되지 않습니다. 천천히 꼭꼭 씹어서 침 분비를 촉진하는 것이 소화에는 좋습니다.

위와 같은 방법들을 적당한 운동과 결합해서 실천하면 더 큰 효과를 기대할 수 있을 것입니다. 바로 시작해보십시오.

이것만 지키면
술을 마셔도 괜찮다

술을 마실 때는 '절도를 지키는 적당한 음주'를 의식해야 합니다. 하지만 사람마다 알코올에 대한 내성이 다르기 때문에 '절도를 지키는 적당한 음주'를 매번 실천하기는 매우 어렵습니다.

일반적으로 **하루 한 잔의 술은 건강에 별 악영향이 없습니다**. 하지만 술을 한 잔 마시면 그대로 끝나지 않는 사람이 많은 게 문제입니다. 그러므로 음주는 1주일에 한 번 정도로 자제하는 것이 현명할 수 있습니다.

담배는 무조건 끊어야 합니다. 담배를 피울 때마다 혈압은 쭉쭉 오릅니다. 담배는 혈류도 악화시키고 동맥경화를 일으킵니다.

혈중에 나쁜 콜레스테롤이 증가하게 되면 동맥경화의 원인이 됩니다. 고혈압에 걸리면 혈관벽에 압력이 계속 가해지기 때문에 혈관이 딱딱하고 두꺼워집니다. 고혈압으로 인해 혈관의 부드러움과 탄력이 사라지는 것입니다.

운동 부족도 고혈압의 환경적 요인이 되기 때문에 적당한 운동을 할 필요가 있습니다. 겨드랑이에 땀이 밸 정도의 운동 강도가 적당합니다. **매일 30분 이상의 운동**을 할 수 있다면 가장 좋습니다. 평지에서는 약간 빠른 걸음 걷기 등 심박수가 100~120회/분이 되는 운동을 추천합니다. 맨손 체조를 해서 몸을 풀고 난 후에 본 운동으로 들어가는 것이 좋습니다.

과거의 나쁜 식습관을 완전히 바꾸는 방법이 있다

    젊은 혈관은 유연하지만 나이가 들면서 혈관의 탄력성은 상실되어 갑니다. 그 이유로는 흡연, 고혈당, 음주 등을 들 수 있습니다. 이를 막을 수 있는 방법은 바로 운동입니다.

    혈관의 수축이나 확장은 자율신경에 의해 조절되며, 혈관의 탄성 저하는 혈액을 운반하는 데 영향을 미칩니다. '혈관 나이'라는 말을 들어본 적이 있을 것입니다. 이것은 혈관 노화와 탄성 저하를 기준으로 산출한 나이를 말합니다. '혈관 나이가 많다'고 하면 실제 나이 이상으로 혈액 노화나 탄성 저하가 진행되었다는 뜻입니다.

젊었을 때라면 불규칙한 식사와 운동 부족에 쉽게 빠지기 마련입니다. 하지만 나이가 들어서까지 그런 습관을 유지해서는 안 됩니다. 식사와 운동이 건강에 미치는 영향을 잘 이해하고 40~50대부터는 정기적인 운동 습관을 길러야 합니다.

식사는 식욕을 억제하고 과식에 주의하면서 균형을 잡는 것이 핵심입니다. 그런데 운동은 식사나 수면과 달리 생리적 욕구에 의해 하는 행위가 아니기 때문에 게으름을 피우기 십상입니다. 아무것도 하지 않으면 필연적으로 운동 부족이 되고 활동량이 줄어듭니다. 그렇기 때문에 더더욱 운동의 계기를 마련하거나 습관화할 필요가 있습니다.

구체적인 운동 방법에 대해서는 제2장을 참조해주십시오.

'제2의 심장'을 활성화해서 혈액순환을 개선한다

집 밖에 나갈 기회가 별로 없는 사람이라도 집에서 운동하면 혈액순환을 충분히 높일 수 있습니다.

종아리는 '**제2의 심장**'이라고 합니다. 심장에서 멀리 떨어진 발의 혈액은 중력을 거스르고 다시 심장으로 돌아가야 합니다. 이때 종아리 근육은 혈액을 원활하게 순환시키기 위해 충분히 수축하는 펌프 역할을 해야 합니다.

종아리 근육은 한 걸음 걸을 때마다 수축합니다. 따라서 **걸음 수가 많을수록 혈액순환이 좋아진다**고 생각할 수 있습니다. 즉 여기서도 걷기 운동이 중요하다는 사실을 알 수 있습니다.

걷기 운동은 실내에서든 실외에서든 장소를 가리지 않고 할 수 있습니다. 집 안에서 제자리걸음을 하거나 실내를 빙글빙글 도는 것도 충분한 운동 효과가 있습니다. 걷지 않고 서서 하는 운동만 하더라도 종아리 수축이 있기 때문에 '제2의 심장'을 활성화하는 효과를 볼 수 있습니다.

종아리 수축은 직접적으로 펌프의 작용이 있지만, 그 외의 근육을 수축시켜도 혈액순환은 좋아집니다. 앉은 상태로 상체 운동을 하는 것도 효과를 기대할 수 있습니다. **의자에 앉아서 달리듯이 팔꿈치를 가볍게 구부리고 팔을 흔들어 보십시오.** 팔을 흔들면서 조금씩 몸을 비틀면 혈액순환이 더욱 증가합니다.

이런 운동을 정기적으로 아침, 점심, 저녁이나 밤에 단시간에 꾸준히 하시기를 바랍니다. 조금만 실시해도 분명 몸이 데워질 것입니다. 약간의 운동만으로도 충분히 혈액순환이 된다는 증거입니다.

유산소운동으로 혈관이 젊어진다

보행이라는 전신 운동은 내내 산소를 들이마시면서 하기 때문에 유산소운동으로 분류됩니다(이에 비해 단거리 달리기나 역도 등 단시간에 강한 힘을 발휘하는 운동을 무산소운동이라고 합니다).

혈중에는 당과 지방이 있지만 우선 당이 먼저 사용됩니다. 당을 다 쓰고 나서 지방이 연소됩니다. 유산소운동을 **오래 지속하면 지방을 에너지로 쉽게 연소할 수 있습니다.** 20분 이상의 유산소 운동을 하면 체지방도 사용되기 때문에 어느 정도 시간을 정해놓고 걸으면 지방이 연소되면서 비만 해소에도 도움이 됩니다. 또한 신진대사가 좋아지기 때문에 **혈중 지방이나 혈당치, 혈압 개선**에도 효과가 있습니다.

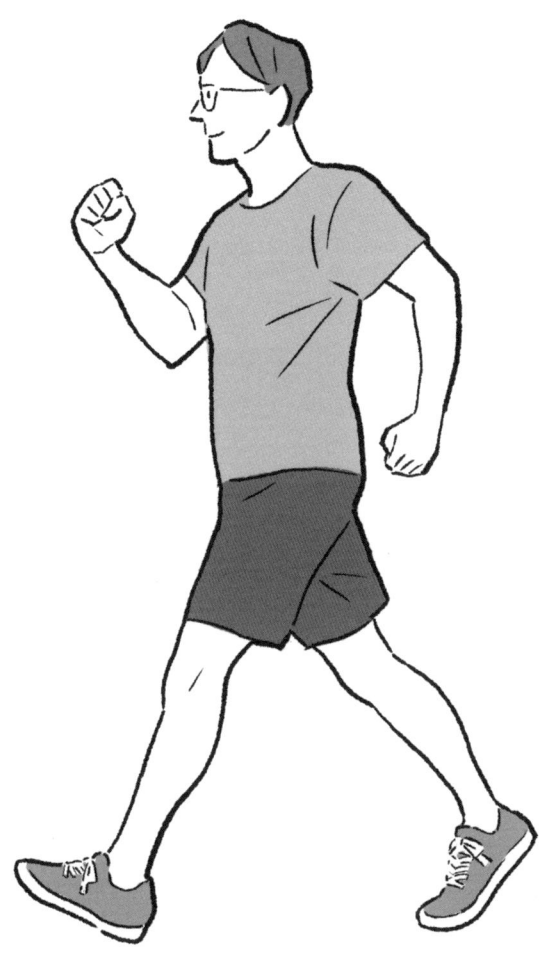

혈관과 혈류를 깨끗이 하기

다만 당은 분해의 효율이 좋아 바로 에너지를 만드는 반면 체지방 분해에는 시간이 걸린다고 알려져 있습니다. 그래서 **공복에 운동을 하면 에너지원이 사라질 위험성도 있습니다.** 지병이 있는 사람은 물론 그렇지 않은 사람도 탈수나 저혈당 등의 증상이 나타날 수 있으므로 주의가 필요합니다.

장시간의 운동을 하면 운동 중에 수분과 칼로리를 보충해야 합니다. 마라톤을 하면서 중간에 물과 바나나를 섭취하는 것은 그 때문입니다.

공부하면서 머리를 많이 사용하면 뇌 내 당 대사가 활발해져서 당 소비가 높다고 합니다. 수험생들이 야식을 먹고 싶어 하는 것은 머리를 많이 사용해서 당이 부족해지기 때문입니다. 당을 적당히 보급하면 공부 효율이 높아진다고 합니다. 아무리 노력해도 머리가 돌아가지 않으면 당이 부족한 것일 수도 있습니다.

참고로, 앞서 설명한 대로 심장 펌프는 혈액을 온몸으로 내뿜고 있는데, 혈관이나 위장도 자율신경의 작용으로 혈액을 내뿜는 운동을 하고 있습니다. **적당한 운동은 자율신경의 조정도 촉진합니다.** 혈관이나 위장의 움직임도 운동을 하게 되면 활발해집니다.

치료를 위해 누워만 있던 입원 환자가 오랜만에 걷고 나서 용변을 볼 수 있게 되는 것은 흔한 일입니다. 중력의 영향을 거스르며 운동을 함으로써 장의 움직임이 활발해졌기 때문입니다.

운동 부족은 몸의 혈액순환을 악화시킵니다. 노화 방지를 위해 적당한 운동으로 체내를 깨끗이 만든다고 생각하는 것이 좋습니다. 활동을 하지 않으면 건강에 크나큰 악영향을 끼치는 것입니다.

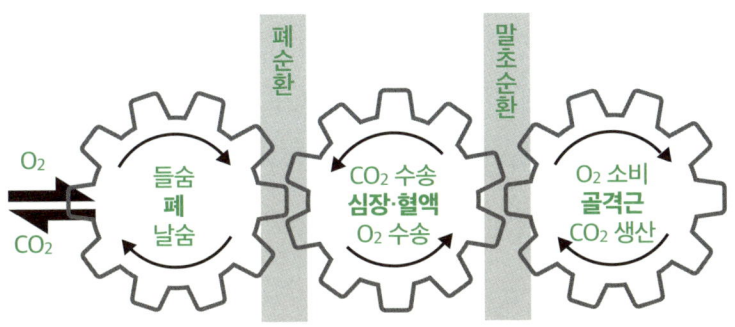

운동을 지속하려면 '골격근', '심장·혈액', '폐' 등 세 가지 요소가 중요하다.

수중 보행은
장점만 가득하다

물속에서의 운동은 수영보다 **수중 보행**을 추천합니다.

수중 운동의 효과는 여러 가지가 있습니다. 수압에 의한 적당한 부하가 심장이나 근육에 걸리는 것, 부력에 의해 체중이 가볍게 느껴지고 하중에 의한 통증이나 불균형이 느껴지지 않는 것, 중력이 별로 걸리지 않기 때문에 마음껏 자유도 높은 운동이 가능해지는 것 등입니다.

물속에서는 몸에 수압이 가해집니다. 혈액을 체내에서 순환시키기 위해서는 심장이 펌프가 되어 압력을 가해야 합니다. 그런데 수중에서는 근육이나 혈관에도 압력이 가해지기 때문에 혈액순환이 촉진되는 것입니다. 또한 수심이 깊으면 더욱 수압이 높아져서 발끝에서 심장으로 혈액을 되돌리는 작용도 높아집니다.

폐에도 압력이 가해지기 때문에 자연스럽게 복식호흡이나 심호흡을 하기 쉬워집니다. 압력은 몸의 다양한 기관에 가해집니다.

다만 수압이 가해지고 저항성이 높아서 운동량이 증가

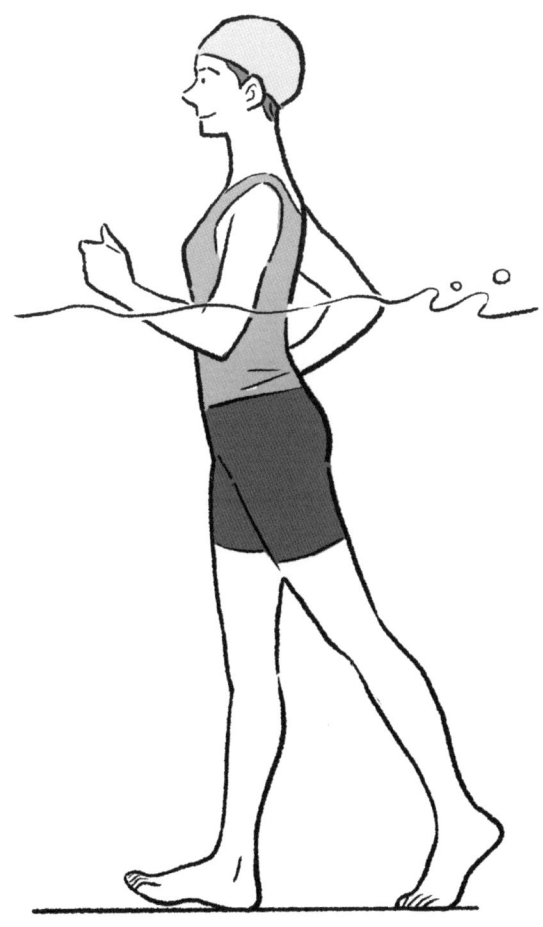

혈관과 혈류를 깨끗이 하기

합니다. 심장 질환이나 순환기 질환이 있어 걱정되시는 분은 의사와 상담하시기를 바랍니다. 하지만 격렬하게 수영하는 것이 아닌 수중 보행 정도의 운동량은 그다지 위험하지는 않을 것입니다.

운동 주기는 일주일에 두 번 정도면 충분합니다. 우선 물속에서 천천히 걷는 것부터 시작해보십시오.

'혈관 마사지'의 효과가 별로인 이유

요즘에 '혈관 마사지'라는 게 유행입니다. 텔레비전, 책, 잡지 등에서 '자기 몸을 스스로 비비면 쉽게 건강해질 수 있다'고 합니다. 간편하게 할 수 있기 때문인지 더욱 유행인 것 같습니다. 실제 효과는 어느 정도일까요? 그 부분에 대해 조금 언급하고 싶습니다.

근육을 주무르면 근육을 풀어주는 데 확실히 효과는 있습니다. 다만 **그 효과는 단기적입니다.**

여기서 신경 쓰이는 것은 '혈관 마사지'라는 것입니다. 혈관을 주무른다고 해서 혈액순환이 좋아질 것이라는 기대는 할 수 없습니다. 애초에 혈관을 주무르는 것은 해부학적으로 어려운 일입니다.

게이트 컨트롤 이론이란 게 있습니다. 이것은 통증이 전해지는 경로에 게이트를 만들면 게이트에서 통증이 막히기 때문에 일시적으로 통증이 사라진다는 이론입니다. 예를 들어, 모기에 물리면 가려워집니다. 그것은 물린 자극이 대뇌에 전해져 가려움증이나 통증을 호소하는 상태입니다. 모기에 물린 자리에 ×표로 손톱자국을 남기거나 얼음을 가져다대는 민간요법이 있습니다. 손톱자국이나 얼음의 차가움이 게이트 역할을 해서 통증이나 가려움증의 자극이 대뇌로 전달되지 않게 되는 것입니다. 요컨대 일시적으로 통증이 사라진 상태입니다.

그러나 이것은 어디까지나 일시적이며, 가려움증이 근본적으로 사라지지 않는 한 결국에는 게이트를 통과해서 가려움증이 느껴지고 맙니다.

이 이론에 따르면 마사지할 때 어깨를 주무르는 것은 모기에 물렸을 때 손톱자국을 내는 것과 마찬가지입니다. 즉 어느 정도의 즉효성은 기대할 수 있지만, 그때에 한정된 효과일 가능성도 부정할 수 없는 것입니다.

에어 마사지 기계는 '개운하다!'로 끝나지 않는다

요즘 에어 마사지 기계가 많이 팔리고 있습니다. 다리에 감아 공기의 압력으로 마사지하는 상품인데, 다양한 형태와 종류의 에어 마사지 기계가 팔리고 있습니다.

이 에어 마사지 기계는 사실 병원에서도 자주 이용합니다. 예를 들어, 누워만 있는 시간이 길어지는 환자의 **다리 혈액순환을 개선하기 위해 이 기계를 사용하면 효과적**입니다.

종아리에는 '제2의 심장'으로서의 기능이 있다는 사실은 이미 언급했는데, 실제로 지면에 발을 디딜 기회가 줄어들면 말초 혈관의 혈액을 심장까지 되돌려 보내기가 힘들어집니다. '제2의 심장'인 종아리를 사용할 기회가 없기 때문입니다.

젊었을 때야 괜찮겠지만, 나이가 들수록 순환 기능은 떨어집니다. 그렇기 때문에 안정을 취하고 있는 동안에 기계를 사용해 마사지하는 것입니다. **이런 기계를 보조적으로 집에서 사용하면 나름대로 효과를 기대할 수 있습니다.** 기분 좋은 휴식 효과뿐 아니라 혈액순환 개선 효과도 있습니다.

맺음말

꾸준히 실천할 수 있는 힘은 우리에게 평등하게 주어진 센스입니다

매일 환자와 접하다 보면, 운동 습관을 지닌 사람은 그 운동 내용이 어떻든 간에 몸을 움직이는 센스가 있다고 느껴집니다.

모든 운동은 대뇌에서 무의식적으로 전달되는 신호를 바탕으로 이루어지지만, 사람은 의식적으로 그것을 조정하려고 합니다. 애초에 **사람은 태어나서 한 번도 기본 동작이나 걷기 방법을 다른 사람에게서 배운 적이 없습니다.** 어린이를 위한 스포츠 학원에서 배우는 것은 서거나 앉거나 뛰거나 하는 기본 동작이 아니라, 그 기본적인 동작을 할 수 있다는 것을 전제로 한 응용 동작입니다. 스포츠 동작은 기본 동작을 '수정'해서 이루어집니다. 예를 들어 테니스에서 서브를 하기 위해 공을 위로 올릴 때 손을 올리는 방법은 기본 동작을 '수정'해서 구체화한 것입니다.

이처럼 사람들은 걷는 것을 혼자서 익혔고, 서거나 앉거나 뛰거나 점프하는 동작까지 다른 사람에게 배운 적이 없습니다.

운동을 많이 해온 사람은 전혀 운동을 안 한 사람에 비해 기본 동작의 '수정' 경험이 많기 때문에 새로운 운동도 더 빨리 배울 수 있는 센스가 있습니다.

다만 운동을 지속하는 것은 어디까지나 '**의지**'이며, 의지는 지위 고하를 막론하고 모든 사람에게 '**평등**'합니다. 운동의 센스가 있는 사람이 더 효율적으로 운동할 수 있는 것은 사실이지만, 의지에 관해서는 만인이 평등한 것입니다. 반드시 해내겠다는 의지를 가지고 우선 한 달 정도 실천해보십시오. 익숙해지는 것이 무엇보다 중요하며, 지속하는 것이 힘이 됩니다. 아무쪼록 이 책이 그 실천의 계기가 된다면 더할 나위 없이 기쁠 것입니다.

의료 기술의 진보로 수명은 눈에 띄게 늘어나고 있습니

다. 기왕 오래 사는 인생, 자유롭게 움직일 수 있는 시간도 늘어날 수 있도록 함께 노력합시다!

나카야마 야스히데

노년내과 의사가 알려주는 약 없이 오래 사는 생활 실천법
50부터, 느리게 나이 드는 습관

초판 1쇄 발행 2025년 10월 15일

지은이 아보 마사히로, 나카야마 야스히데
발행처 이너북
발행인 이선이

편 집 이지은
디자인 이유진
마케팅 김 집, 송희준

등 록 2004년 4월 26일 제2004-000100호
주 소 서울특별시 마포구 백범로 13 신촌르메이에르타운Ⅱ 305-2호(노고산동)
전 화 02-323-9477 | 팩스 02-323-2074
E-mail innerbook@naver.com
블로그 blog.naver.com/innerbook
페이스북 @innerbook
인스타그램 @innerbook_

ⓒ 아보 마사히로, 나카야마 야스히데 2025
ISBN 979-11-94697-21-3 03510

· 이 책은 저작권법에 따라 보호를 받는 저작물이므로 무단 전재와 무단 복제를 금지하며, 이 책 내용의 전부 또는 일부를 사용하려면 반드시 저작권자와 이너북의 서면 동의를 받아야 합니다.
· 책값은 뒤표지에 있습니다.
· 잘못되거나 파손된 책은 구입처에서 교환해 드립니다.

이너북 Life 이너북출판사의 건강책 브랜드입니다.